KB175590

80세의 / 벽

Original Japanese title: 80 SAI NO KABE

© 2022 Hideki Wada

Original Japanese edition published by Gentosha Inc.

Korean translation rights arranged with Gentosha Inc.

through The English Agency (Japan) Ltd. and Danny Hong Agency.

80세의

벽

와다 히데키 지음 | 김동연 옮김

한스미디어

The wall
of
80 age

80세의 벽을 넘어서다

80세의 벽을 넘기 위해 짚어두어야 할 현실

남성 9년 여성 12년, 이 숫자는 무엇을 의미할까? 이는 노인이 질병이나 인지장애로 몸져눕거나 누군가의 돌봄 속에서 살아가는 평균 기간이다. 물론 원해서 자리보전하는 사람은 없다. 누구나 생이 다할 때까지 하고 싶은 일을 하고 좋아하는 음식을 먹으며 자유롭고 독립적으로 살기를 바란다. 하지만 현실은 다르다. 이 숫자가 '세계 최고 장수국가'인 일본의 현주소이다.

다음과 같은 국가의 조사 결과도 있다. 이미 알고 있는 사람도 있을 테고 혹은 전혀 알고 싶지 않은 사람도 있겠지만, 앞으로 다가올 80세의 벽을 넘어서려면 먼저 이 숫자들을 확인해둘 필요가 있다.

건강수명

심신이 건강하고 홀로 생활이 가능한 나이를 '건강수명'이라고 한다. 건강수명은 남성이 72.68세, 여성이 75.38세이다(2019년 조사). 평균적으로 남성은 72세, 여성은 75세가 되면 다른 사람의 돌봄이 필요하다는 뜻이다. 쉽게 말해, 질병이나 인지장애로 자리보전할 정도는 아니어도 신변의 일을 스스로 처리하지 못하기 시작하는 평균적인 나이이다.

물론 이는 통계상의 숫자일 뿐 모두가 그리되지는 않는다. 지금 이 책을 읽고 있는 독자 여러분 가운데에도 건강수명을 넘기고서도 건강히 생활하는 사람들이 있지 않겠는가. 그런 사람들이라면 '나는 평균 건강수명을 넘겼다'고 자신감을 가져도 좋을 것이다.

평균수명

'평균수명'은 남성이 81.64세, 여성이 87.74세이다(2020년 조사). 평균수명이란 평균적으로 몇 살까지 사는가를 의미한다. 한마디로 몇 살에 죽느냐이다.

평균수명은 앞으로 점점 더 증가하여 인생 백 년, 100세에 가까워질 것이다. 그렇지만 아무리 오래 살 수 있다고 해도 '건강수명'이 늘지 않으면 누군가의 손길을 필요로 하거나 침대에서 생활해야 하는 기간만 길어질 뿐이다. 그 기간은 현재 남성이 9년, 여성이 12년이다.

'건강하지 못해도 오래 살고 싶다'라고 생각하는 사람도 있을 테지만, 가능하면 힘차고 건강하게 살고 싶을 것이다. 필자 역시 그렇다. 그래서 이 책을 썼다.

사망자 수

'사망자 수'란 사망한 사람의 수를 나이별로 조사한 것이다. 가장 많이 사망하는 나이는 남성이 85세, 여성이 90세였다(2005년 조사). 물론 더 오래 사는 사람도 많다. 2021년 발표에 따르면 85세 이상의 남성이 208만 명, 90세 이상의 여성이 192만 명이나 된다. 이 통계들을 보고 어떤 생각이 드는가?

80대는 70대 때와는 전혀 다르다. 오늘은 건강해도 내일은 어찌될지 모르는 나이이다. 서운한 마음이 드는가? 아니면 의욕이 생기는가? 구체적인 숫자를 제시한 이유는 여러분을 낙담시키기 위해서가 아니다. 남은 인생을 만족스럽게 보내길 바라서이다.

행복한 노후와 불행한 노후
─ 어느 쪽을 선택할까?

'백 세 인생'이라 부르는 시대가 되었다. 지금 일본에는 100세가 넘는 사람이 8만 6,000명에 이른다고 한다. 여러분 주변에서도 정정한 90대나 100세 이상의 어르신들을 볼 수 있을 것이다.

그러나 '백 세 인생'이라고 해서 당연히 모든 사람이 90세나 100세를 맞이하는 것은 아니다. 또 90세나 100세를 맞이했다고 해서 모두가 건강하고 행복하리라는 보장도 없다. 침대에 누워서 생활하거나, 가족에게 학대를 당하거나, 아니면 치매로 자신이 누구인지도 모르는 상황이 생길 수도 있다. 미래는 아무도 모른다. 극단적으로 말하면 당장 내일 어찌뿌릴지 아무도 모른다.

필자는 61세이다. 약 35년간 노인 전문 정신과 의사로 임상 현장에 종사했다. 지금까지 진료한 환자 수만 6,000명이 넘고, 돌봄 시설이나 강연회 등까지 합친다면 1만 명은 족히 넘는다. 내 입으로 말하기 쑥스럽지만 노년의학 전문가라고 자부한다.

당연한 사실이지만 사람마다 나이도 다르고 체형도 다르다. 성격이나 생각도 다르다. 생활환경도 다르고 가족 구성도 다르며 직업이나 질병 이력도 다르다. 즉, 한 명 한 명이 전혀 다른 인생을 살아온 완전히 다른 사람들이다.

하지만 모든 사람에게 공통되는 사항이 있다. 바로 언젠가는 죽는다는 사실이다. 사인이나 나이는 제각기 다르겠지만 죽음만은 피할 도리가 없다.

죽음에 이르는 길에는 두 가지가 있다. 하나는 행복한 길로, 마지막에 "괜찮은 인생이었어. 고마워"라며 만족하면서 가는 길이다. 다른 하나는 불행한 길로, "아아, 그때" 혹은 "어쩌다 이렇게"라며 후회하면서 가는 길이다. 어느 쪽을 선택하고 싶은가? 물을 필요도 없다.

노화를 받아들이고
할 수 있는 일을 소중히 한다

80세 이후는 70대와는 완전히 다르다. 어제까지 가능했던 일이 오늘은 안 되는 상황을 수없이 맞닥뜨린다. 컨디션 난조를 겪는 일도 잦아진다. 암, 뇌경색, 심근경색, 폐렴 등 생명을 위협하는 질병도 생기기 쉽다. '치매인가?'라는 생각에 자신감을 잃는 일도 있으리라. 배우자나 가까운 사람의 죽음을 경험하면서 고독이나 절망에 사로잡힐지도 모른다. 생로병사의 거대한 벽이 거친 파도처럼 덮쳐온다.

이 책에서는 눈앞의 거대한 벽을 넘어서는 다양한 힌트를 제시하고 있지만, 결국에는 단 하나의 결론으로 모인다. 바로 노화를 받아들이고 지금 할 수 있는 일을 소중히 여기는 삶의 자세이다. 이것이 '행복한 노후'와 '불행한 노후'를 가르는 기준이다.

'행복'은 주관적이다. 즉, 자기 자신이 어떻게 마음먹느냐에 따라 달라진다. 예를 들면, 노화를 한탄하여 이제 이것도 할 수 없고 저것도 할 수 없다며 '없다, 없다'를 되뇌기만 하면서 사는 사람이 있고, 노화를 받아들여 아직 이것도 할 수 있고 저것도 할 수 있다며 '있다, 있다'를 소중히 여기면서 사는 사람이 있다. 어느 쪽이 행복할까?

정답은 본인만이 알겠지만, 지금까지 필자가 임상 현장에서 경험한 바로는 '있다, 있다'의 자세로 살아가는 사람들이 행복해 보였고 가족이나 주변 사람들과 즐겁게 지내는 경우가 많았다.

80세가 넘으면 몸속에 암이 있다
— 모르고 사는 사람도 많다

필자가 오랫동안 근무했던 요쿠후카이 병원은 노인 전문 병원으로, 이곳에서는 해마다 100명가량의 유해를 해부하고 연구했다. 그 결과 몸속에 심각한 질병이 있음에도 생전에는 알지 못한 채 다른 질환으로 사망한 사례가 적지 않다는 사실을 알게 되었다. 요컨대, 마지막까지 자각하지 못하는 질병도 있다는 뜻이다.

암도 그중 하나이다. 85세 이상의 유해를 부검해보면 거의 모든 사람들에게서 암이 발견된다. 즉, 80세가 넘으면 누구나 몸속에 암을 품고 있는 것이다.

일반적으로 "암은 죽음에 이르는 병이므로 조기 발견·조기 치료가 필수이다"라고 알고 있지만 사실 꼭 그렇지만은 않다. 요쿠후카이 병원의 연구는 당사자가 인지하지 못하는 암도 있고 생활에 지장을 주지 않는 암도 있다는 사실을 알려준다. 특히 나이가 들면 암의 진행이 느려지므로 그냥 내버려둬도 문제가 되지 않는 경우가 생각보다 많다. 여러분도 이 사실을 꼭 기억해두길 바란다.

이 사실로 알 수 있는 선택지는 무엇일까? 바로 80세 이후에는 참지 않고 살아가기이다.

'암에 걸리지 않으려고' 식사를 제한하고 좋아하는 술이나 담배를 삼가는 분위기가 있는데, 여든이 넘으면 몸속에 이미 암이 있을 가능성이 크다. 그러므로 암에 걸리지 않으려고 참는 행위는 의미가 없다. 좋아하는 음식이나 술을 먹고 마시는 편이 오히려 스트레스를 줄이고 즐겁게 사는 방법이다.

실제로 암을 무리하게 절제하여 스트레스를 받으며 살기보다, 원하는 일을 하며 편안한 마음으로 지내는 편이 면역력이 높아진다고 한다. 그리고 이것이 암의 진행을 늦춘다고 알려져 있다.

인지장애는 반드시 생긴다
─ 지금 바로 하고 싶은 일을 하라

인지장애는 왜 생길까? 답은 매우 간단하다. 나이를 먹기 때문이다. 다만, 80세가 넘어서 발현되는 인지장애는 대체로 매우 더디게 진행된다. 실제로는 증상이 나타나기 20년쯤 전부터 서서히 진행된 것이지만 대체로 알아차리지 못한다. 인지장애는 증상이 발현된 이후에도 계속 진행되며, 근본적인 치료는 불가능하다.

부검을 통해 알게 된 사실이 또 하나 있다. 암과 마찬가지로 85세가 넘은 거의 모든 고령자의 뇌에서 이상이 발견되었다는 점이다. 대부분 알츠하이머형 뇌 변성이다. 즉, 인지장애는 병이라기보다 '노화 현상'에 가까워서 나이가 들면 누구에게나 생기는 증상이다. 근력이 쇠약해져서 운동 능력이 떨어지거나, 피부에 주름이 잡히고 흰머리가 생기는 것과 같은 이치이다.

'인지장애 증상이 발현되는 나이'를 조사한 데이터를 보면 한층 확실해진다.

60대에 증상이 나타나는 사람은 1~2퍼센트에 불과하지만, 70대 전반에는 3~4퍼센트에 이르고, 70대 후반에는 10퍼센트 정도가 된다. 80대 전반에는 20퍼센트가 넘는데, 이때부터 단숨에 큰 폭으로 증가한다. 80대 후반에는 40퍼센트, 90세에 60퍼센트, 95세에는 80퍼센트 정도가 인지장애를 겪는다.

"죽을 때까지 인지장애를 겪지 않았다"라고 주장할 수도 있겠지만, 그 사람은 인지장애가 발현되기 전에 사망했을 뿐이다. 좀 더 오래 살았다면 틀림없이 증상이 나타났을 것이다.

이 사실이 알려주는 정답은 역시 하나이다. 바로 지금, 마음껏 원하는 일을 하며 즐겁게 살아가기이다. 변화가 없는 따분한 일상은 뇌의 활동을 둔화시킨다. 또한 스트레스가 많은 생활도 뇌에 손상을 준다. 반대로 새로운 일이나 좋아하는 일을 하면 뇌는 자극을 받아 활성화된다. 이를 통해 인지장애의 발현을 늦출 수 있다.

'백 세 인생 시대'라는 말이
오히려 80세의 벽을 높이기도 한다

80세라고 하면 과거에는 '인생의 종착지' 같은 느낌이었다. 하지만 오늘날에는 '백 세 인생'이라 하여 갑자기 20년이나 늘어나 골인 지점이 멀어졌다.

수명이 길어진 일은 기쁘지만 실은 조금 걱정되는 점도 있다. 왜냐하면 많은 고령자들이 '오래 살아야 한다'는 강박에 사로잡혀 있기 때문이다.

여러분은 다음 문항을 보고 느끼는 점이 없는가?

- 사실은 먹고 싶지만 건강에 해롭다니까 참는다.
- 몸을 움직이기 힘든데 건강을 위해 무리하여 운동한다.
- 좋아하는 담배나 술을 건강에 해롭다고 삼간다.
- 하고 싶은 일이 있지만 '이 나이에'라며 참는다.
- 효과를 느끼지 못하면서도 '오래 살려는 마음'에 계속 약을 먹는다.

80세가 넘은 사람이라면 전부 자제할 필요도, 무리할 필요도 없는 일들이다. 더 정확히는 자제해서도 안 되고 무리해서도 안 되는 일들이다. 60대 정도라면 분명 효과가 있는 방법이겠지만, 80세가 되어서까지 참을 필요는 없다.

　절제, 운동, 걱정, 신경 쓰기…. 가볍게 해낼 수 있다면 문제없지만, 자제나 무리가 따른다면 몸과 마음에는 틀림없이 부담으로 작용할 것이다. 하나하나는 소소한 일일지 몰라도 쌓이다 보면 확실히 수명이 줄어든다. '백 세 인생'이라는 말이 도리어 80세의 벽을 높이고 있다. 지금까지 열심히 살았으므로 80세 이후부터는 자기 즐거움을 위해 행동해야 한다.

　필자가 처음에 정신과를 택한 이유는 인간이라는 존재에 관심 많았기 때문이다. 신체보다도 정신에 흥미가 있었다. 그리고 인연이 닿아 스물여덟 살에 노인 전문 병원에서 근무하게 되었다. 솔직히 말하면 처음에는 불만도 있었다. 환자는 모두 고령자였고 우울증이나 인지장애, 알코올의존증 등 마음의 문제를 안고 있는 사람들뿐이었기 때문이다. 스스로 원해서 정신과를 택했으면서도 '좀 더 의사다운 질병을 치료하고 싶다'라고 생각했다. 하지만 어느새 그런 고민도 사라지고, 오히려 이 일을 하게 된 것을 행운이라고 여기게 되었다.

정신과 의사의 일은 환자의 이야기에 귀를 기울이는 것이다. 이는 환자의 인생을 마주하는 일이기도 하다. 그리하여 상상도 해본 적 없는 삶이 세상에 존재한다는 사실을 알게 되었다. 임상 현장에서는 의학서나 논문의 지식이 전부가 아니다. 환자 자체가 살아 있는 교과서이다. 누구에게나 나름의 드라마가 있고, 한 사람 한 사람이 그 주인공이다.

마음의 병을 만드는 불운이나 불행은 누구에게나 일어날 수 있다. 환자들을 접하면서 필자는 인간은 누구나 '오직 하나'뿐인 존재이며 인생에는 우열이 없다는 사실을 깨닫게 되었다. 사람의 마음을 다루는 전문가로서 환자를 어루만져야 할 의사가 반대로 환자들에게 깊은 가르침을 받게 된 것이다.

불교에서 말하는 '생로병사'와는 다른 관점에서 인생을 생각하게 되었다. 이 책에는 지금까지 임상 현장에서 배운 지혜가 빼곡히 담겨 있다. 여기까지 키워준 환자들에게 감사드리며, 은혜를 갚는다는 마음으로 깨우친 바를 전하려 한다. 노부모가 있는 40대, 50대, 60대라면 꼭 읽어보길 바란다. 오래 살아주신 부모님께 감사를 전하자.

– 지은이 와다 히데키

Contents

1장

의사·약·병원의 벽을 넘어서다

2장

노화의 벽을 넘어서다

3장

치매·인지장애의 벽을 넘어서다

4장

80세의 벽을 넘어서다

1장

의사·약·병원의
벽을 넘어서다

The wall
of
80 age

80세가 넘으면
건강검진은 하지 않아도 된다

필자는 현직 의사이지만 현대 의료에 대해서는 조금 회의적인 부분이 있다. 자세한 이유는 차차 설명하겠지만, 한마디로 많은 의사가 '숫자만 보고 환자는 보지 않는다'고 생각하기 때문이다. 그 전형적인 예가 건강검진이다.

일본인의 평균수명이 처음으로 50세를 넘긴 시기는 1947년이었다. 당시 '남녀의 평균수명 차이'는 세 살 정도였는데, 지금은 여섯 살로 벌어졌다. 어딘가 좀 이상하다. 어째서 여성의 평균수명은 증가했는데 남성은 그대로일까? 그 이유 중의 하나에 일본인의 '건강검진 신앙'이 있다고 생각한다.

대부분의 회사에서 정기 건강검진이 이루어지기 때문에 예전에는 남성이 건강검진을 받는 비율이 압도적으로 높았다. 건강검진이 장수로 이어진다면 남녀의 수명은 역전되었을 법도 한데, 오히려 남녀 간의 차이는 더 벌어졌다. 결론적으로 건강검진이 별 의미가 없었다는 뜻이다.

물론 건강검진을 통해 암 등을 조기 발견하기도 한다. 검진으로 목숨을 구하는 사람도 있으리라(도리어 몸이 나빠지는 사람도 있지만). 그러나 건강검진의 기준이 되는 '정상 수치'가 '정말로 정상인지'는 의심해볼 여지가 있다. 어떤 수치가 정상인지는 사람마다 다 다르기 때문이다.

일반적으로 대학병원 등지에서 근무하는 의사는 검사의 수치만 보고 환자는 보지 않는다. 눈앞의 환자 몸에서 일어나는 현상보다는 정해진 수치를 더 중시하기 때문이다. 그런 의사에게 진단받고 치료받는다면 어떨까? 불행한 일이 아닐까?

오랫동안 노년의료 현장에 종사한 경험으로 볼 때, 특히 80세 이상의 고령자에게는 문제가 더 심각하다. 수치를 정상에 맞추려고 약을 먹다가 건강을 해치는 사람이 있는가 하면, 잔존 능력을 잃거나 수명을 단축하는 사람까지도 있다.

의사에게 의존하지 말라
― 의사에게는 '건강'이라는 관점이 없다

《뉴잉글랜드 저널 오브 메디신(NEJM)》이라는 의학 잡지가 있다. 200년 이상의 역사가 있고 임상 논문의 최고봉이라고 불리기 때문에 세계 각지의 의사나 연구자들이 이 잡지를 높이 평가하고 정보를 제공한다. 하지만 이 잡지에 실리는 일본인의 논문은 1퍼센트 정도에 불과하다. 일본 의학계는 대학에 남는 의사가 많아서, 연구자의 비율은 세계 1위이지만 임상 논문의 수는 많지 않다. 어째서 이런 이해할 수 없는 현상이 생기는 것일까?

그 이유는 정설을 뒤집으려는 연구자가 적기 때문이다. 건강검진도 그중 하나이다. 정해진 정상치를 절대시하여, 환자가 약 복용에 따른 컨디션 난조를 호소해도 "수치가 좋지 않아서"라는 한마디로 끝이다. 실제로 이런 의료가 이루어지고 있다.

이 사실을 바탕으로 환자는 어떤 선택을 할 수 있을까? '의사의 말을 무조건 받아들이지는 않는다'는 선택이 그중 하나가 될 수 있을 것이다.

'의사의 불섭생'이라는 말이 있다. 의사가 자기 건강이나 신체에는 무관심하다는 뜻이다. 거짓말 같은 참말로, 많은 의사들은 환자에게는 약이나 검진을 권하지만 정작 본인은 원하지 않는다. 아마도 약이나 검진으로 수명이 크게 늘어나지 않는다는 사실을 경험적으로 알고 있기 때문이리라. 그러면서 그들은 환자에게 '혈압이 높다'거나 '간 수치가 나쁘다'며 다량의 약을 처방하고, '작은 암이 발견되었다'며 수술을 권한다.

결과는 어떨까? 환자는 약에 치이거나 작은 암과 함께 장기의 일부를 절제하게 될 수도 있는데, 젊을 때는 그래도 상관없다. 하지만 80세 이후에는 이런 치료가 도리어 컨디션 난조나 수명 단축의 원인이 될 수도 있다.

이것이 과연 여러분이 바라는 행복한 노후인가?

병원에 가지 않았더니
사망자 수가 줄었다

흥미로운 사례 두 가지를 소개하려 한다.

첫 번째 사례이다. 2020년에는 코로나19의 영향으로 병원을 찾는 사람이 큰 폭으로 줄었다. '코로나에 걸리고 싶지 않다'며 웬만한 정도는 참았으리라. 특히 고령자에게서 그러한 경향이 많이 보였다. 그 결과 뜻밖의 현상이 나타났다. 일본인의 사망자 수가 감소한 것이다. 즉, '병원에 가지 않아야 죽지 않는다'는 아이러니한 상황이 발생한 것이다.

두 번째는 홋카이도에 있는 유바리 시의 사례이다. 유바리 시는 주민의 절반가량이 고령자로 일본에서 '고령화율 1위'로 알려진 도시이다. 주민들에게 병원은 목숨을 지키는 생명선과 같은 존재였다. 그런데 2007년에 유바리 시의 재정이 파탄 나서 하나밖에 없던 시립 종합병원이 문을 닫고 조그만 진료소로 대체되었다. 171개였던 병상 수는 19개로 줄었고, 전문의도 없어졌다. 고령자가 많은 도시인지라 앞으로 어떻게 될지 지역 주민은 물론 많은 사람이 걱정했다. 결과는 어떻게 되었을까?

중병으로 고통받는 사람들도 증가하지 않았고 사망률도 악화되지 않았다. 일본인의 3대 사망 원인인 '암, 심장질환, 폐렴'으로 사망한 사람은 감소했고, 고령자 한 사람당 의료비도 줄었다. '겨우 19개의 병상으로 괜찮을까?'라는 걱정은 기우에 지나지 않았다. 병상은 빈자리가 생길 정도였다. 사망자 수도 이전과 거의 변함없었다. 온통 좋은 결과뿐이었는데, 이유는 무엇일까?

이 답을 찾는 과정이야말로 현대 노인의료가 안고 있는 문제점을 파헤쳐 올바른 방향으로 이끌어가는 첩경이 될 것이라고 생각한다.

노인들은 병원이 아니라
자택이나 노인홈에서 '노쇠'로 사망한다

유바리 시 주민들의 경우 3대 사망 원인인 '암, 심장질환, 폐렴'은 줄었지만 전체 사망자 수에는 변동이 없었다. 즉, 다른 원인으로 사망한 사람이 늘었다는 뜻이다. 이유는 무엇일까? 유바리 진료소에 따르면 '노쇠'가 이유였다고 한다.

노쇠란 질병이 아니라 서서히 몸이 약해져서 사망에 이르는 것이다. '천수를 다한 죽음'이라 할 수 있다. '노쇠'로 인한 사망은 대체로 가정이나 노인홈 등에서 생을 마치게 된다. 유바리 시에서는 병원의 수가 줄어서 어쩔 도리 없이 재택 치료로 전환한 사람들도 많았지만, 환자 본인이 입원을 원치 않아서 재택 치료를 선택한 사례도 많았다.

85세가 넘은 고령자는 몸 안에 '여러 개의 병의 씨앗'을 품고 있다. 뚜렷한 증상은 없더라도 어딘가 불편함을 느꼈을 것이다. 이 상태로 병원에 가면 의사는 대개 일상적인 검사를 하거나 약을 처방한다. 현대에는 이것이 당연한 의료이기 때문이다. 오히려 그렇게 하지 않으면 "저 병원은 약도 안 준다"라는 불만의 소리를 듣게 된다. 하지만 이것이 정말로 옳은 의료일까? 꼭 한번 고민해보길 바란다.

병원을 찾은 80대 환자에게 의사가 "나이도 있으니 그냥 지켜봅시다"라고 말할 수는 없다. 따라서 선택은 환자의 몫이다. 병원 검사를 통해 병을 찾아내어 약물이나 수술적 치료의 방법으로 수명을 늘릴지, 자택이나 노인홈에서 좋아하는 일을 하면서 여생을 보낼지는 의사가 아니라 환자가 선택해야 한다.

80세가 넘으면 병은 완쾌되지 않는다. 일시적으로 호전되다가도 좋지 않은 부분들이 잇달아 나타난다. 냉정한 말이지만, 이것이 나이를 먹는다는 말의 실상이다.

투병이 아니라 '병과 함께'
─ 싸우기보다 길들이기

'투병'이라는 말이 있다. 주로 암 환자 등에게서 사용되는 표현이다. 예전부터 궁금했는데, 도대체 무엇과 '싸운다'는 뜻일까?

본래 암이란 자신의 세포가 변성하여 '암화'한 것이다. 즉, 자기 자신이 만들어낸 결과물로, "암 요놈, 나는 네 녀석한테 지지 않아"라고 으르대봤자 사라져주지 않는다. 한마디로 싸울 방도가 없다. 특히 80대 이상의 고령자는 더 그렇다. 몸 안에 암세포가 여럿 있기 때문이다. 운 좋게 하나를 쓰러뜨려도 머지않아 다음 적이 등장할 확률이 높다.

또 암과 싸우려면 수술이나 항암제 투여가 필요한데, 이 두 가지 모두 고령자의 몸에 적잖은 부담을 준다. 체력이 떨어져서 일상생활이 곤란해지거나 장기 절제로 평생 후유증이 남게 된다. 그렇게 체력이나 신체 기능을 빼앗기게 되면 면역력과 저항력이 떨어져서 다른 병에도 걸리기 쉽고, 몸 안에 있던 다른 암의 진행을 촉진하여 몸 여기저기에 암 증상이 나타나게 된다. '투병'이라는 선택이 도리어 자신을 괴롭히는 결과로 이어지는 것이다.

필자가 80세를 맞이하는 고령자에게 권하는 바는 투병이 아니라 '병과 함께'이다. 병과 싸우기가 아니라, 병을 받아들이고 함께 살아가기이다. 암으로 변한 세포를 약물이나 수술적 치료로 제거하는 것이 아니라 '길들이며 살아가는' 선택이다. '병인 줄 알면서도 싸우지 않는 것은 적 앞에서 도망치는 행위나 마찬가지이다'라고 생각하는 사람은 사고를 전환해보면 어떨까. '도망이 상책'이라고 말이다.

언론은 배우들의 '투병 생활'을 미담으로 다루는 경향이 있다. 그래서 '나도 싸워보자' 하는 마음이 들지도 모른다. 하지만 여든이 넘은 고령자에게 필요한 것은 '용맹함'보다는

'평온함'이다. '암에 맞서 싸워줄 의사'가 아니라 '암의 고통을 덜기 위해 함께 고민해줄 의사'이다.

의료 난민이 되기 전에
닥터 쇼핑으로 믿음직한 의사를 찾는다

'수술하지 말라', '약을 줄여라'라는 필자의 권유에 독자 여러분은 '정말 그래도 괜찮을까?'라고 불안해할지도 모르겠다. 실제로 약물이나 수술을 거부했다가 의사에게 외면당해 '의료 난민'이 되었다는 이야기도 있다. 다음에 소개하는 내용은 필자의 지인이 겪은 실제 경험담이다.

지인의 어머니는 85세 때 두 번째 암이 발견되었다고 한다. 그러나 '더 이상 수술은 하지 않는다'라고 결심하고 있었기에 의사에게 솔직히 말했더니, 생각지도 못한 대답이 돌아왔다. "그럼 원하는 대로 하세요. 수술이 필요 없다면 제가 해드릴 치료는 없습니다"라는 답변이었다. 이런 말까지 듣고 그 병원에 다닐 수는 없었다. 의사의 냉정한 태도에 충격을 받기도 했지만, 실은 그전부터 불신감이 적잖이 있었다고 한다.

3년 전, 첫 번째 폐암이 발견되었던 82세 때의 일이다. "작은 암이니 수술합시다"라는 말에 수술을 받았는데, 수술을 마치고 보니 오른쪽 폐의 아래쪽 절반이 사라진 것이었다. 막상 열어보니 생각보다 암이 퍼져 있어서 넓게 절제했다는 흔히 있는 이야기였다. 그러니 의사에게 책임을 물을 수도 없었다. 하지만 지인의 어머니는 이해를 구하는 기색도 없이 "나쁜 부분은 다 제거했으니까"라고 당당히 말하는 의사의 태도에 화가 났다고 한다.

오른쪽 폐 절반이 없어져서인지 위가 제자리를 찾지 못해서 수술 후 반년 정도는 구토 증세로 고생했다. 식욕도 떨어지고 체력도 점점 쇠약해져 갔다. "이제 수술이라면 징글징글해"라고 불평하면서도 "무엇보다 건강이 제일이다. 병은 마음먹기 나름이지"라며 심기일전하여, 하루에 6,000보씩 걸으면서 체력 회복에 힘썼다고 한다. 덕분에 다시 건강을 찾아가던 중 건강검진에서 두 번째 폐암이 발견되었고, 수술을 거부하자 예의 충격적인 대답이 돌아왔던 것이다.

다행히 지인의 어머니는 재택 의료를 하는 병원을 바로 발견했고, 좋은 의사를 만나서 마지막에는 집에서 임종했다. 어깨로 암이 전이되어 견디기 힘든 고통을 호소했지만, 약으로 다스리면서 생활하다가 어느 날 아침 조용히 눈을 감았다고 한다. "마지막에 힘든 일을 겪으셨지만, 그래도 집에서 돌아가실 수 있어서 어머니는 행복하셨을 겁니다"라고 지인은 말했다.

지금 언급한 지인의 사례는 실제 대형 병원에서 생기기 쉬운 일이다. 물론 의사는 환자의 인생이나 건강이 어떻게 되든 상관없다고는 생각하지 않는다. '당면한 병의 치료'를 최우선으로 생각할 따름이다. 그러나 환자들은 의사의 말에 상처받거나 괴로워한다. 자칫 치료를 거절하다가 받아주는 병원이 없어서 '의료 난민'이 되는 예도 있다.

의료 난민이 되지 않으려면 어떻게 해야 할까? 의사의 수가 어느 정도 있는 지역에 사는 환자라면 의료 난민이 되기 전에 닥터 쇼핑을 통해 자기 신조를 이해해줄 주치의를 찾는 방법이 있다. 즉, '환자가 의사를 고른다'는 발상이다. 물론 어떤 마지막을 희망하느냐에 따라 의사나 병원에 대한 선택은 달라진다. 무엇보다 직접 만나서 이야기를 나눠보고 믿음이 가는 의사를 '스스로 찾는다'라는 생각의 전환이 필요하다.

의료의 자기 결정
— 자기 삶의 방식을 선택하는 일

필자가 여기서 하고 싶은 말은 '의료에 대한 자기 결정'이다.

원래 의료는 환자 자신이 선택하는 일이다. 하지만 남이 하자는 대로 따르는 사람도 적지 않은 듯하다. 예를 들면, 이번 코로나 대유행이야말로 자기 결정이 통용되지 않은 최악의 사례이다. 코로나에 걸린 고령자는 환자의 의지와 상관없이 인공호흡기를 부착했다. 병문안도 금지되어 가족의 얼굴조차 보지 못하고 사망한 사람도 많았다.

말도 안 되는 이야기이다. 이 나라에서는 환자의 삶보다 의료 상황을 우선시하는 것이다. 과연 이대로 괜찮을까? 필자의 상태를 예로 들어보자.

나는 현재 61세로, 3년 전 목마름이 너무 심해서 검사를 받았더니 혈당치가 600mg/dl을 넘었다. 이른바 당뇨병이다. 일반적으로는 인슐린을 투여해야 하는 레벨이다. 그러나 나는 평소 생활을 유지하고 싶었기에 '인슐린만은 맞지 않겠다'라고 결심했다. 그래서 이런저런 약들을 시험해봤지만 유감스럽게도 무엇 하나 효과가 없었다. 마지막 선택은 '걷기'였다.

당시까지만 해도 나는 극도로 걷지 않는 생활을 했었다. 우스꽝스럽게 들리겠지만, 평소 텔레비전 방송에 나가기만 하면 대놓고 정부를 비판했었기에 '언제 위험한 상황에 빠질지 모른다'는 불안감이 생겨서 어디든 택시나 자가용으로 이동했다.

그런데 실제로 매일 걸었더니 혈당치가 떨어지기 시작했다. 내 몸이 알려준 사실이다. 솔직히 말하면 걷기는 힘든 일이다. 하지만 식단 조절도 하지 않고 금주도 하지 않으니 최소한 30분 정도는 걷자고 다짐했다. '인슐린은 맞지 않겠다. 음식이나 술도 자제하고 싶지 않다. 그러니 걷기만은 하자'라

는 선택을 한 것이다. 지금은 이 방법이 정답이었다고 생각
한다.

위드 코로나
– 80세 이후에는 대형 병원의 전문의보다
동네 의사

이번 코로나 대유행기에 필자는 환자들에게 이렇게 말했다. "신문이나 텔레비전에 나오는 의사의 말만 믿고 집에만 있으면 걷지 못하게 됩니다. 사회적 거리두기를 하면 괜찮으니, 마스크를 쓰고서라도 꼭 산책하세요."

그런데도 일부 환자는 감염을 우려하여 외출을 삼갔다. 약도 가족이 타러 왔다. 그 결과 코로나에는 걸리지 않았지만 몸이 쇠약해져서 다른 질환이 생기거나 인지장애가 심해졌다.

물론 필자의 말이 모두 옳다고는 할 수 없고, 동물실험만 하는 것 같은 의사들의 말이라 해서 모두 그르다고 할 수도 없다. 그래도 80세 이후에는 대형 병원의 전문의보다는 이른바 '동네 의사'가 주치의로 적합하다고 생각한다. 전문의는 고령자에 대한 진료 경험이 많지 않아서 고령자 진료의 기본을 제대로 이해하지 못하고 있을 가능성이 높기 때문이다.

고령자 진료의 기본은 개인 맞춤형 진료이다. 이것은 70세나 80세가 넘은 사람에게는 더욱 중요하다. 나이가 들수록 몸 상태나 신체 기능에 개인차가 커지기 때문이다. 예를 들면, 똑같은 약을 복용해도 효과가 있는 사람이 있는가 하면 나른함·휘청거림·졸음과 같은 부작용이 나타나는 사람도 있다.

고령자 진료의 기본을 이해하지 못하는 의사나 환자를 관찰하지 않는 의사의 진료 기준은 검사 수치이다. 약을 처방하여 정상치에 맞추는 진료를 치료라고 생각한다. 이와 같은 치료는 반드시 환자의 몸에 무리를 준다.

어떤 의사를 선택하는지가
노후의 행복과 불행을 좌우한다

80세의 벽을 넘으려면 얼마나 좋은 의사를 선택하고 얼마나 좋은 관계를 유지하느냐가 관건이다. 그렇다면 어떤 의사를 선택해야 할까? 좋은 의사를 구별하는 가장 손쉬운 방법은 약에 관해 이야기를 나누어보는 것이다.

본래 약은 '몸 상태를 좋게 하는 것'이 목적이다. 약을 먹고 상태가 나빠졌다면 좋은 약이 아니다. 양을 줄였더니 몸 상태가 나아졌다면 줄여야 하는 것이 맞다. 그런데도 "이건 좋은 약이니까" 혹은 "약을 끊고 죽고 싶나요?"라는 식의 태도를 보이는 의사라면 그 병원은 그만 다니는 편이 낫다.

환자도 의사의 지시라고 해서 무턱대고 약을 먹거나 자기 맘대로 양을 줄이거나 하지 말고, 자신의 정확한 상태를 의사에게 전해야 한다. "이 약을 먹고 나니 몸이 늘어집니다", "머리가 멍해집니다"처럼 말이다. 제대로 된 의사라면 "그런 가요? 약이 맞지 않나 보네요", "다른 약으로 바꿔보죠", "양을 줄여볼까요"라는 식으로 후속 조치를 취하게 될 것이다. 만약 그런 의사라면 '좋은 주치의'가 될 수 있다.

환자의 말을 듣지 않고 일방적으로 "계속 복용하세요"라고 말하는 의사가 있다면 이렇게 물어보자. "이 약을 계속 먹으면 오래 산다는 데이터가 있나요?"

데이터가 있을 리 없다. 만약 '동물실험'이나 '해외 논문'을 근거로 든다면 이렇게 되물어보자. "일본에서도 대규모 비교 조사를 하고 있나요?"

원래 일본인과 서양인은 식생활도 다르고 체격도 다르다. 무엇보다 일본 사람이 더 오래 산다. 그런데도 동물실험이나 해외 데이터를 꺼내 든다면 '임상을 모른다'는 고백이나 다름 없다. 다시 말해, 환자를 보지 않는다는 뜻이다. 이런 질문에 당황하거나 흥분하는 의사라면 환자 쪽에서 사양하는 것이 맞다. 소중한 내 몸을 믿고 맡길 수 없기 때문이다. 말년에 지옥행 버스에 오르는 격이다.

궁합이 맞지 않는 의사는 피한다
─ 나만의 '명의'를 찾아라

의사를 선택할 때는 환자와의 궁합도 중요하다.

80세를 맞이하는 고령자에게 병원과 의사는 매우 가까운 존재이다. 진료 받을 때마다 불편함을 느끼게 하거나 심리적 피로감이 들게 하는 의사라면 궁합이 맞지 않다는 뜻이니 다른 곳을 알아보자.

병원과의 궁합은 문을 열고 들어가는 순간에 알 수 있다. 분위기가 밝다면 의사와 환자의 소통이 잘 이루어진다는 증거이고, 반대로 어딘가 모르게 어둡다면 피해야 한다. 인생 경험이 풍부한 여러분의 감각이 알려주는 것이니 그 직감을 믿도록 하자.

병원은 몸이 아플 때 가는 곳인 만큼, 대화를 나누면 기분이 나아지게 해주거나 환자의 이야기를 진지하게 듣고 치료해주는 의사가 당연히 좋다.

널리 알려진 명의보다 나만의 '명의'를 찾는 일이 중요하다. '내 마지막을 지켜주었으면' 하는 생각이 든다면 최고의 궁합이다.

장기별 진료의 문제점
－ 80세 이후에는 통합 관리가 필요하다

　일본의 의료는 기본적으로 '장기별 진료' 방식이다. 그래서 종합적인 관점이 아니라 의사가 전문으로 하는 특정 장기의 상태에 따라 진단한다. 의사는 '건강 전문가'가 아니라 '장기 전문가'이다. 의사가 "병이 낫는다"라고 할 때는 '장기의 상태가 좋아진다'는 뜻이다.

　최근에는 종합적인 관점에서 질병을 보는 '통합 진료'도 늘고 있지만 전체적으로 보면 여전히 소수이다.

　장기별 진료를 나쁘다고만은 할 수 없지만, 80세가 넘은 고령자에게는 좋지 않은 결과를 초래할 가능성이 크다. 예를 들면, 순환기내과 의사는 환자에게 "콜레스테롤 수치를 떨어뜨려야 합니다"라고 말한다. 동맥경화를 일으키기 쉽고 심근경색이나 뇌경색으로 사망하는 사람이 증가하는 추세이기 때문이다.

그러나 콜레스테롤 수치를 떨어뜨리면 면역 기능이 저하된다. 그러면 암의 진행이 빨라지거나 감염증에 쉽게 노출될 수밖에 없다. 결국 혈관계 질환으로 사망하는 사람은 줄어들지만 암이나 폐렴으로 사망하는 사람은 늘어나게 되는 것이다. 실제로 '콜레스테롤 수치가 약간 높은 사람이 오래 산다'는 조사 결과는 많아도 그 반대는 거의 없다.

나이가 들면 장기 기능이 전반적으로 떨어진다. 하나의 장기를 치료하더라도 다른 쪽에 문제가 생기는 경우가 적지 않다. '치료한 장기는 좋아졌지만 전체적으로 보면 건강이 나빠졌다'고 하는 모순된 결과도 종종 발생한다.

약은 필요한 만큼만
─ 과다 복용은 독이다

　장기별 진료의 문제점은 많은 양의 약으로도 드러난다. 예를 들면, 검사 결과 '혈압이 높다'며 순환기내과에서 혈압강하제(혈압을 낮추는 약)를 처방한다. '빈뇨'가 있어 의사에게 가면 비뇨기과에서도 약을 준다. 거기다 '혈당치가 높다'는 사실을 알게 되면 내분비내과에서도 약을 준다. 각기 다른 전문의에게 약을 처방받았더니 합해서 총 15종류가 되었다는 등 다량의 약을 복용해야 하는 상황이 심심찮게 생긴다.

　다량의 약을 지속해서 복용하면 어떻게 될까? 당연히 몸에 큰 부담을 준다. 왜냐하면 약은 독이기도 하기 때문이다. 특히 고령자일수록 많은 약을 함께 쓰면 문제가 된다.

물론 꼭 먹어야 하는 약도 있으므로 모든 약을 끊을 수는 없지만, 일상생활의 활동 수준을 방해하지 않도록 최소한에 머물러야 한다. 이것이 80세 이상의 고령자가 약과 어울리는 올바른 방법이다.

장수하는 약은 없다
― 약은 몸이 좋지 않을 때만 먹는다

　일본에는 약 복용과 수명에 관한 대규모 비교 조사 데이터가 거의 존재하지 않는다. 따라서 약을 계속 먹어야 오래 산다는 근거는 어디에도 없다. 그저 자기 소신껏 사는 것이 제일의 방법이다.

　의사에게 "수치가 높더라도 건강한 삶을 우선하고 싶다"라고 말했는데 들어주지 않는다면 좋은 의사가 아니다. 그런 의사는 환자가 거절하면 된다. "선생님이 그리 말하니까", "선생님 눈 밖에 날까 봐서" 의사의 안색만 살피며 참는 사람이 있는데, '약을 먹어야 오래 산다'는 확실한 근거는 의사에게도 없다.

본래 약이란 몸이 좋지 않을 때 치료를 위해 먹는 것이다. 오늘날에는 오래 살려고 약을 먹는 사람이 많지만, 관련된 근거에 대한 조사나 연구는 제대로 이루어지지 않고 있다.

약은 몸이 아프면 참지 말고 복용하면 그만이다. 머리가 아프면 두통약을 먹고, 위가 아프면 위장약을 먹으면 된다. 필요할 때 필요한 만큼만 먹는 것이 약의 올바른 사용법이다.

예방약은 발병 후에는
필요 없다

필자는 평소에 80세가 넘은 고령자에게는 중장년과 다른 별도의 치료법이 필요하다고 주장해왔다. 필자는 이를 '사후 의료'라 부른다. '사후'란 '80세가 된 후', '동맥경화가 된 후'처럼 이미 어떤 상태가 일어난 후라는 뜻으로, 이때는 기존의 치료법을 바꿔야 한다. 동맥경화를 예로 들어보자.

동맥경화란 동맥(혈관)의 벽이 두꺼워지고 단단해지는 질병이다. 오랫동안 이 병은 혈관에 과도한 지방이 쌓여서 생긴다고 알려져 있었다. 그런데 높은 혈압이나 콜레스테롤이 혈관에 만성적인 염증을 일으켜 혈관 벽이 두꺼워지고 딱딱해진다는 사실이 추가로 밝혀졌다. 이렇게 해서 좁아진 혈관에 지방 등으로 걸쭉해진 혈액이 흐르게 되면 어떤 일이 생길까? 막히게 되리라고 어렵잖게 상상할 수 있다. 이런 막힘이 심장을 둘러싼 관상동맥에서 일어나면 심근경색이고, 뇌동맥에서 일어나면 뇌경색이다.

동맥경화를 예방하기 위해서는 혈압이나 혈당치, 콜레스테롤 수치를 낮추는 치료가 이루어진다. 여러 연구를 통해 이러한 방법이 동맥경화를 예방한다고 알려졌기 때문이다. 그러나 아무리 예방적 치료를 행한다 해도 노화는 거스를 수 없다. 필자가 근무하던 요쿠후카이 병원의 부검 결과에서도 80세 이후에 동맥경화가 확인되지 않은 사례는 없었다.

동맥경화가 진행되기 시작하면 위와 같은 예방적 치료는 역효과를 불러온다. 혈관이 좁아져 있는 상태에서 혈압을 떨어뜨려 혈류의 세기를 둔화시키면 혈액이 정체될 수밖에 없다. 이렇게 되면 혈액 내의 산소나 영양성분이 전신의 세포에 다다를 수 없다.

가장 손상이 심한 부위는 뇌이다. 산소나 당분이 도달하지 못해서 저산소, 저혈당 상태를 일으킨다. 그 결과 머리가 멍하고 의식이 몽롱해지는 현상이 발생한다. 물론 인지장애를 촉진할 가능성도 있다. 그러므로 동맥경화가 발생한 후에는 오히려 혈압이나 혈당치를 약간 높게 조절해야만 건강한 생활을 유지할 수 있다고 필자는 생각한다.

무기력한 노인이 될 것인가, 지금처럼 건강하게 살 것인가

혈압, 혈당치, 콜레스테롤 수치에 대해서 조금 더 알아보자.

높은 혈압, 높은 혈당, 높은 콜레스테롤, 이 세 가지는 현대 의료에서 '삼대 악'이라 불린다. 앞서 말했듯이 심근경색이나 뇌경색, 뇌졸중의 위험이 있기 때문이다. 약을 먹고 수치를 떨어뜨릴 수는 있지만, 그로 인해 몸이 나른해지고 머리가 멍해지는 역효과도 생긴다. 또한 면역 기능이 떨어져서 다양한 병에 노출되기도 쉽다. 그런데도 약으로 혈압, 혈당치, 콜레스테롤 수치를 낮추려고만 한다. 무언가 이상하지 않은가?

또 하나 생각해주길 바라는 문제가 있다. 바로 혈압이나 혈당치를 낮추어도 암의 위험은 줄어들지 않는다는 사실이다. 줄어들기는커녕, 면역 기능이 떨어져서 암의 위험성은 오히려 높아진다고 할 수 있다. 특히 콜레스테롤은 면역세포의 원료가 되기 때문에 콜레스테롤 수치가 높을수록 쉽게 암에 걸리지 않는다는 조사 데이터도 있다.

그런데 왜 의사들은 혈압이나 혈당치, 콜레스테롤 수치를 내리려고만 할까? 바로 미국식 의료 원칙을 적용하기 때문이다. 미국인의 사망 원인 1위는 심근경색이기 때문에 혈압이나 혈당치, 콜레스테롤 수치를 내리는 치료가 장수로 직결된다. 그러나 일본인의 사망 원인 1위는 암으로, 미국과는 상황도 다르고 병의 구조도 다르다. 그런데도 구태여 미국식을 도입하고 있다. 이 역시 이상하지 않은가? 하지만 이것이 일본 의료의 현실이다.

콜레스테롤에 대해 좀 더 말해두고 싶은 점이 있다.

콜레스테롤 수치를 떨어뜨리게 되면 이를 원료로 하는 남성 호르몬도 감소한다. 남성 호르몬은 심신의 건강 유지에 꼭 필요한 성분으로, 감소하면 기운이나 의욕이 사라지고 근력이 저하되며 감정이 불안정해진다. 남성 호르몬이라고 하면 성적인 측면만 주목받지만, 이것은 사람이 젊고 건강하게 살기 위해서라도 매우 중요한 요소이다.

결과적으로 말해서 혈압이나 혈당치, 콜레스테롤 수치를 낮추면 동맥경화에는 효과적이지만 신체의 활력이 떨어지고 암의 발병 위험성이 높아진다. 약을 먹고 기운 없는 80대가 될 것인가, 약을 먹지 않고 지금의 생활을 유지할 것인가. 혈압, 혈당치, 콜레스테롤 수치를 내리는 약을 복용하는 것은 오히려 생활의 질을 떨어뜨리며 사는 선택이 될지도 모른다.

만약 암이 발견되면
─ 생활의 질을 중시한다

　필자는 80세가 넘으면 암 치료는 필요 없다고 생각한다. 만약 지금 필자에게 암이 발견된다 하더라도 통증이 너무 심하거나 음식물을 섭취하지 못하는 상태가 아닌 이상 제거하지 않을 것이다.

　암은 세포 하나가 암화하면서 시작하여 조금씩 커진다. 보통 1센티미터 크기의 종양이 되려면 10년 정도 걸리는데, 만약 전이되는 암이라면 그 10년 사이에 반드시 전이가 일어난다. '1센티 크기로 발견해서 행운'인 것이 아니라, 이때는 이미 어딘가로 전이된 상태이지만 너무 작아서 발견하지 못하고 있을 뿐이다. '암이 3년 후에 재발했다'는 말은, 3년 전에 암을 완벽하게 제거하지 못했다는 뜻이 아니라 당시에 이미 전이되었고 그것이 커졌다는 의미이다. 필자가 암에 걸려도 제거하지 않겠다고 결심한 이유이다.

특히 80세가 지난 고령자는 수술할 필요가 없다. 나이가 들면 들수록 암은 진행이 느려지고 쉽게 전이되지 않기 때문이다. 그러므로 허투루 손대기보다는 지켜보는 편이 낫다. 사실 발견하지 못했을 뿐 훨씬 이전부터 암을 지닌 채 살아왔고, 앞으로 서서히 진행되겠지만 한순간에 나빠지는 일은 거의 없기 때문이다.

암 치료는 간단하지 않다. 수술이든 화학치료든 몸에 심각한 부담을 줄 수밖에 없다. 체력이 크게 떨어지는 80세 이상의 고령자는 평소 생활로 되돌아가지 못할 확률이 높다.

암을 절제한다, 절제하지 않는다
– 어느 쪽이 오래 살까?

암을 절제하는 편이 오래 살까, 절제하지 않는 편이 오래 살까? 솔직히 정답을 알 수 없다. 일본 의학계가 대규모 비교 조사를 하지 않았기 때문이다. 절제하는 편이 오래 사는 예도 있고, 절제하지 않는 편이 오래 사는 예도 있다. 그렇지만 경험적으로 볼 때 절제하면 확실히 건강을 해친다. 대부분 암과 더불어 장기의 일부까지도 함께 들어내기 때문이다. 예를 들면, 위암은 위를 절반에서 3분의 2 정도까지 절제하는 경우가 다반사이다.

유방암도 예전에는 유방 전절제술이 일반적이었다. 이런

상황에서 곤도 마코토 의사는 "치료 결과는 보존술과 동일한데도 유방 전절제술을 하는 것은 외과 의사의 범죄행위가 아닌가"라고 하여 파문을 일으켰고, 곤도 의사 배척 운동이 일어났다. 그러나 그를 배척하던 교수들이 모두 은퇴하고 난 지금은 일본에서도 보존술이 표준 치료술이 되었다.

폐나 그 밖의 장기도 마찬가지이다. 젊어서는 몰라도 80세가 넘어서 장기를 절제하게 되면 확실히 평소 생활이 불가능해진다.

80세 이상의 고령자가 암 절제술을 받지 않는 편이 나은 이유는 또 있다. 고령일수록 다른 장기에도 암이 있을 가능성이 크기 때문이다. 하나를 제거했다 해도 금방 또 다른 암이 발견될 가능성이 충분히 있다. 실제 요쿠후카이 병원의 부검 결과, 85세가 넘어서 암이 없는 사람은 거의 없었다.

이러한 사실들을 알면서도 절제할 것인가? 이는 선택의 문제이다. 의사들도 전부 알고 있는 사실이지만, 그들은 "수술이 성공하면 오래 살 수 있습니다"라고는 말해도 "기운이 없어지지만요"라든가 "조만간 또 다른 암이 발견될지도 모르지만요"라고는 말하지 않는다. 눈앞의 암을 도려내는 것이 전문의의 일이기 때문이다.

　참고로, 앞서 말한 곤도 의사에 따르면 과대 절제를 하지 않고 암만을 정교하게 제거하는 의사도 있지만 다섯 명 정도 밖에는 되지 않는다고 한다. 그런 슈퍼 닥터를 만나기는 좀처럼 쉽지 않다.

제로 리스크란 없다
– 닥치면 해결책이 있다

앞에서 필자는 혈당치가 높았다가 걷기운동을 시작하면서부터 떨어지게 되었다고 했는데, 실은 이 밖에도 몇 가지 질병이 더 있다. 80세가 되려면 아직 20년 가까이 남았지만 필자 또한 약에 의존하여 살고 있다.

그중 하나는 혈압강하제이다. 과거 혈압이 220 정도였는데, 특별한 문제를 느끼지는 못했지만 의사로부터 '심장비대' 경향이 있다는 말을 들었다. 혈압이 높은 이유는 심장이 필사적으로 혈액을 내뿜고 있기 때문이고, 그로 인해 심장에 근육이 붙어서 점점 커지고 있다는 설명이었다. 그래서 심장의 부담을 줄이기 위해 혈압강하제를 복용하여 혈압을 떨어 뜨리기로 했다.

처음에는 의사의 지시대로 정상치까지 낮추었는데, 몸이 너무 나른하고 머리가 몽롱했다. 그래서 약간 높은 170 정도 에서 조절하기로 했다. 그런데 5년 정도 지나고 나자 이번에 는 심장 상태가 나빠졌다. 조금만 걸어도 숨이 찼고, 계단을 오르면 가슴에서 쌕쌕 소리가 났다. 의사에게 심부전이라는 진단을 받았다.

'아, 이걸로 내 인생도 끝인가. 앞으로 여행은커녕 계단도 못 오르내리겠구나.'

암담한 기분이 들었지만 포기하고 싶지 않았다. 여러 약 을 시도해보았더니 이뇨제가 잘 들었다. 소변 횟수는 늘었지 만 증상은 호전되었다.

이 일로 필자는 새로운 사실을 깨닫게 되었다. 두려워하 던 일도 막상 닥치고 보면 별일이 아니다. 터지기 전에는 두 려워도 막상 닥치면 나름의 해결책이 있다. 그러므로 병에 걸리기 전부터 불안을 키우기보다는 걸려도 어쩔 수 없다는 태도가 훨씬 더 행복하게 사는 비결일 수 있다.

세상에 가능성이 제로인 일은 하나도 없다. 리스크가 제로인 경우는 존재하지 않는다. 두려워하든 외면하든 일어날 일은 일어난다. 그렇다면 걱정으로 운신의 폭을 좁히기보다는, 차라리 담담하게 자기가 원하는 일을 하면서 하루하루 사는 편이 낫다. 그리고 우려하던 일이 실제로 벌어지면 '드디어 올 게 왔구나' 하는 굳센 마음으로 대처하자.

이런 태도가 일상을 즐겁고 평온하게 보내는 방법이라고 생각하는데, 여러분은 어떤가?

알고 보면 무서운 건강검진
– 80세 이후에는 필요 없다

건강검진에 대해 조금 더 알아보자. 지금 80대는 '건강검진 초기 세대'로, 건강검진을 절대시하는 경향이 있다. 물론 건강검진은 60대 정도까지는 큰 도움이 되겠지만, 80세가 넘은 고령자에게는 그다지 도움 되는 것이 없다고 필자는 생각한다. 어째서일까? 이유는 다음과 같다.

'정상'과 '비정상'의 경계선은 무엇일까. 검진에서 '정상'이란 일반적으로 평균치를 중심으로 위아래 95퍼센트에 해당하는 사람을 가리키고, '비정상'이란 그 범위를 넘어 지나치게 높거나 낮은 사람을 말한다.

수치는 본래 사람마다 다르다. 체질이나 환경에 따라서도 다르고, 나이에 따라서도 다르며, 체형이나 성별, 직업에 따라서도 다르다. 정상치라도 병에 걸리는 사람이 있고, 비정상치라도 병에 걸리지 않는 사람이 있다. 수치가 나쁘면 오래 살지 못한다는 근거 또한 일본에는 없다. 즉, 어디까지가 정상이고 어디부터가 비정상인지는 개인마다 다르다.

80세가 넘어서도 문제없이 사는 사람은 그 자체가 건강하다는 증거이다. 다시 말해, '정상'이라는 증거이다. 그런데 의사가 환자를 보지 않고 수치만 보고서 진단을 내린다면 어떻게 될까? 정상치에 맞추도록 지도하고 약을 처방한다면 어떻게 될까? 답은 명확하다. 환자는 지금의 건강과 기력을 잃게 된다.

혈압 수치 이야기
─ 80대는 높아도 된다

건강검진 수치 중에는 혈압, 혈당치, 콜레스테롤 수치, 적혈구 수 등이 질병과 인과관계가 있다는 데이터가 존재한다. '혈압을 낮춰라'라고 철저히 지도하는 이유이다. 그런데 어느 선까지 낮출지가 애매하다.

예전에는 혈압이 150 정도만 되어도 혈관이 파열되는 예가 있었지만, 이는 일본인의 영양 상태가 나빴던 1950~1960년대의 이야기이다. 영양 상태가 좋아진 오늘날에는 동맥류가 없는 한 혈압이 200이 되더라도 파열되는 일은 없다. 80세가 넘은 고령자도 마찬가지이다. 지금의 70~80대는 전후에 탈지분유 등을 배급받은 세대라서 그런지 혈관은 튼튼하다.

하지만 이 또한 개인차가 있다. 만약 혈압이 180인데 두통이나 울렁거림, 어지럼증 같은 증상이 있다면 그 사람에게 180은 높은 수치이다. 이럴 때는 혈압을 낮추는 약을 처방받도록 하자.

수치만 보고 '비정상'이라고 판단하여 약을 지속해서 복용하는 것은 옳지 않다. 80세 이후에는 자기 몸 상태를 보고 판단하는 것이 현명한 선택이다.

코로나19의 교훈
– 고령자가 중증화한 이유

코로나19로 안타깝게도 많은 사람이 사망했다. 대부분 고령자나 기초질환이 있는 사람들이었다.

오미크론 변이가 맹위를 떨치던 이른바 '제6차 유행'의 확산 초기에는 감염자가 증가하더라도 중증 환자나 사망자는 그리 많지 않을 것이라고 예상했다. 그러나 예상은 빗나갔다. 〈고령자 감염 확대. 사망자도 급증〉, 2022년 2월 17일 《아사히신문》의 조간 헤드라인이다. 젊은 층에서는 중증 환자나 사망자가 적은데 80대 이상에서만 급증했다. 기사에는 이런 숫자도 등장한다. "감염자의 치사율은 나이가 많을수록 높아진다. 40~50대는 0.03퍼센트, 60대는 0.32퍼센트, 70대는 0.94퍼센트, 80대 이상은 3.48퍼센트이다", "2022년 2월 8일까지의 누계 사망자 수 1만 9,410명 중 80대 이상이 59퍼센트로 가장 많았고 뒤이어 70대가 23퍼센트, 60대가 9퍼센트로, 나이가 많을수록 사망률이 높았다."

80대 이상의 치명률이 높은 이유는 무엇일까? 나이가 들수록 면역력이 약해지고 저항력이 떨어지기 때문이다. 고령자에게 지병이 많다는 점도 하나의 원인이다.

이는 코로나에 한정된 이야기만이 아니다. 감기나 독감으로 사망하는 사람도 마찬가지이다. 고령자는 면역력과 저항력이 약하기 때문에 바이러스가 세포에 침범하면 기능부전에 빠져 사망에 이르는 것이다. 혹은 지병으로 인해 건강한 사람은 간단히 물리칠 수 있는 적에게 치명적인 손상을 입는 것이다.

언론에서는 '백신이야말로 희망'이라는 듯이 떠들지만, 실은 백신만이 아니라 몸을 활발히 움직여 면역력을 높이는 일도 중요하다. 그런데 정반대의 '자숙'을 대책으로 권장했다. 결과적으로 고령자의 면역력이 저하되었다. 그뿐만 아니라 뇌 기능이나 다리 근력까지 약해졌다.

오미크론 변이로 인한 제6차 유행에서는 기존의 폐기종이나 심부전이 악화한 사람들도 많았다고 한다. 폐기종 질환은 기관지가 약해지고 심한 천식 같은 증상을 보이는데, 거기에 코로나가 가세하여 상기도 감염을 일으키게 된 것이다. 이는 폐 기능이 저하된 사람에게 상당한 부담을 준다. 심부전도 마찬가지이다. 심장 기능이 온전하지 않고 체력이 떨어져 있는 상태에 코로나바이러스까지 합세했으니 당연히 건강은 더 나빠질 수밖에 없다.

기초질환이 있다는 말은 몸 안에서 항시 화재가 발생하고 있다는 뜻이다. 세포는 이미 화재 진압과 재건에 쫓기고 있다. 그 와중에 새로운 바이러스가 침입하여 여기저기 방화(염증)를 저지른다. 원래 있던 화재는 걷잡을 수 없이 번지고, 새롭게 생긴 작은 불씨도 진압하지 못해 큰불이 된다. 면역력이 약한 사람이나 기초질환이 있는 사람의 몸 안에서 벌어지는 일이다.

당뇨병 치료가
알츠하이머를 촉진한다

주제에서 조금 벗어나지만 한 가지 흥미로운 이야기를 해보려 한다.

현대 의학에서는 일반적으로 당뇨병 환자는 알츠하이머형 인지장애가 되기 쉽다고 말한다. 하지만 이는 논란의 여지가 있다. 필자가 믿는 가설은 이렇다.

'당뇨병 치료가 알츠하이머를 낳는다.'

필자가 근무하던 요쿠후카이 병원에서는 '당뇨병 환자와 환자가 아닌 사람의 생존곡선에 차이가 없다'는 사실을 알고

'고령자 당뇨병은 적극적으로 치료하지 않는다'라는 방침을 세웠다. 그러자 '당뇨병 환자에게는 오히려 알츠하이머가 잘 생기지 않는다'라는 사실이 새롭게 드러났다. 요쿠후카이 병원에서 3년간 이루어진 사망자 부검 결과, 당뇨병 환자보다 당뇨병이 아닌 사람에게서 3배 더 높은 확률로 알츠하이머형 인지장애가 확인되었다.

규슈대학은 후쿠오카 현에 있는 히사야마마치 마을을 모델로 장기간에 걸쳐 연구를 실시한 바 있는데, 이 연구에서도 '당뇨병 난치 사례일수록, 즉 약이나 인슐린을 다량으로 투여한 환자일수록 알츠하이머가 되기 쉽다'라는 결론이 내려졌다. 의학계의 정설과는 정반대의 현상이 벌어지고 있는 것이다.

당뇨병은 혈당치를 컨트롤하지 못하는 병이므로 약이나 인슐린의 힘을 빌려서 제어할 수밖에 없다. 하지만 혈당치를 정상 수준으로 떨어뜨리면 저혈당이 되어 뇌에 당분이 미치지 못하는 시간대가 발생한다. 이것이 뇌에 심각한 손상을 입혀 알츠하이머를 촉진하는 요인이 된다는 것이 필자의 가설이다.

저혈당도 마찬가지이지만, 고령이 되면 넘치는 쪽보다 모자란 쪽의 폐해가 압도적으로 커진다. 전 세계의 다양한 데이터가 증명하는 '약간 살찐 사람이 가장 오래 산다'는 사실도 그중 하나이다. 80세가 넘으면 대사증후군을 걱정하기보다는 조금 통통한 정도를 목표로 해야 한다. 이것이 좋아하는 음식은 자제하지 말고 먹으라고 필자가 말하는 이유이다.

의학은 불완전하다
— 자기 소신껏 살자

앞서 설명했듯이 의학은 불완전하다. 지금의 상식이 몇 년 뒤에 비상식이 되는 일도 수두룩하다. 예를 들면, 과거에는 마가린이 몸에 좋은 음식이라 생각했다. 식물성 유지이므로 동물성인 버터보다 단연코 낫다는 이유였는데, 지금은 마가린에 포함된 트랜스 지방산이 해롭다고 하여 멀리하는 사람이 많다. 이처럼 의학 상식이나 건강 상식은 끊임없이 변화해간다.

아마도 10년이나 20년 후에는 iPS세포(유도만능줄기세포)가 실용화될 것이다. 그렇게 되면 피부에 iPS세포를 붙여 젊게 만들거나, 혈관에 iPS세포를 붙여 동맥경화를 치료할 수 있다. 한발 더 나아가, 머리카락에서 심장을 기르고 그 심장을 자신에게 이식하는 SF 세계가 현실화할지도 모른다.

이렇게 장기를 교체하면 사람은 120세까지도 살 수 있다. 하지만 그런 시대가 도래한다 하더라도 유일하게 뇌만큼은 교체하기 어려울 것이다. 왜냐하면 새로운 뇌로 바꾸더라도 그 속은 텅 빈 상태(0세)일 것이기 때문이다.

iPS세포의 예는 어디까지나 가정이지만, 의료를 통해 수명을 연장할 수 있는 시대가 된 것은 사실이다. 그런데 이렇게 최신 의료의 힘을 빌려 최대한 오래 살 수 있게 된다면 정말 행복할까. 개인적인 견해이지만 필자는 싫다. 몸만 젊고 뇌는 늙어버린 상태가 행복이라고는 생각되지 않기 때문이다.

물론 고혈압이나 당뇨병 치료를 받지 않아도 되므로 신체적 고통은 사라질지도 모른다. 그렇더라도 나이가 든다면 나이 듦을 받아들이며 살고 싶다. 치매로 인해 사랑하는 사람의 얼굴도 몰라보고 내가 누구인지조차 잊게 될지도 모른다. 여러 질병으로 인해 고통도 받으리라. 그렇다고 하더라도

있는 그대로를 받아들이고 지금 할 수 있는 일을 즐기면서
나답게 살고 싶다.

2장

노화의 벽을
넘어서다

The wall
of
80 age

요쿠후카이 병원의 노인의료
─ 내가 자신 있게 말하는 이유

필자가 근무하던 요쿠후카이 병원에 대해 이야기해보려 한다.

요쿠후카이 병원은 1923년에 발생한 간토대지진으로 자녀를 잃어 홀로 생활할 수 없는 어르신들을 구호하는 시설로 시작되었다. 당시 이나다 료키치 도쿄대학 내과 교수는 "일본 최초로 설립되는 공공 노인 돌봄 시설이니 일본 최초의 노인의학 연구 시설로 만들어보자"라는 취지로 병설 진료소를 열고 네 명의 도쿄대학 의사를 선발하여 맡겼다. 도쿄대학의 위상이 지금보다 훨씬 높던 시절의 이야기로, 이나다 교수의 결기가 엿보인다.

이렇게 시작된 요쿠후카이 병원은 어르신들의 건강을 적극적으로 검진하며 데이터를 쌓았다. 또한, 사망자의 유해를 부검하여 환자나 의사가 미처 알지 못한 병변이 없는지를 살폈다. 이나다 교수는 평균수명이 40세 전후이던 시대에 이미 노인 문제가 중요해지는 시대, 다시 말해 지금 같은 초고령사회가 오리라 예견한 듯하다. 당시는 의료 기술이 발달한 미국과 유럽에조차 제대로 된 노년의학이 없던 시절이었으니, 실로 놀라운 통찰력이라 할 수 있을 것이다.

요쿠후카이 병원은 세계 노인의료 분야의 선구자적인 존재이다. 제2차 세계대전이 끝나고 연합군 최고사령부가 일본에 들어왔을 때는 이미 해부 검체가 2,000에 이르고 있었으니, 이를 통해 세계 노년의학의 발전에 공헌한 바가 크다. 이 책도 요쿠후카이 병원의 오랜 연구에 힘입은 바가 매우 크며, 여기에 더해 필자가 30여 년 동안 의료 현장에서 배우고 깨달은 점들을 함께 다루었다.

내일 생이 끝나도 후회 없는 인생을 보내는 법
─ 세 가지 '참기'를 그만둔다

80세가 넘으면 노화에 맞서기보다는 나이 듦을 받아들이는 삶이 행복한 길이라고 필자는 생각한다. 앞서 다뤘듯이, 85세가 넘어 사망한 사람을 부검하면 대부분 몸에서는 암이, 뇌에서는 알츠하이머형 병변이, 혈관에서는 동맥경화가 발견된다. 하지만 생전에 이러한 사실을 몰랐던 사람도 적지 않다.

나이가 들면 몸에 여러 개의 '병의 씨앗'을 지니고 살아갈 수밖에 없다. 병의 씨앗이 언제 싹을 틔울지는 알 수 없다. 오늘은 건강하다가도 당장 내일 환자가 되기도 한다. 갑작스

레 사망하는 예도 있다. 냉정하게 들릴지 모르지만 받아들여야 하는 현실이다. 필자가 권하는 노년의 삶이란, 현실을 그대로 받아들이고 내일 당장 생이 끝난다 해도 후회가 남지 않는 시간을 보내는 것이다.

'참거나 무리하지 않기'는 후회 없는 나날을 만드는 중요한 방법이다. 하루하루 살다 보면 참아야 하거나 무리하게 시도해야 하는 일들도 생기게 마련이지만, 그래도 다음의 세 가지는 지금 바로 그만두자.

① 약 참기
② 식사 참기
③ 관심거리 참기

①번의 약 참기는 앞 장에서 상세히 다루었으므로 여기에서는 생략하고, 이 장에서는 ②번의 식사 참기와 ③번의 관심거리 참기에 대해 구체적인 예를 들어 설명해보겠다.

식사는 참지 않는다
– 먹고 싶은 음식은 먹는다

먹고 싶은 음식을 참는 사람이 많다. 먹는 양을 줄이고, 달고 짠 음식을 피하고, 기름진 음식을 삼가는 풍경은 흔하다. 비만은 건강을 해치고 '염분·당분·지방'은 삼대 해악이라는 사고가 사람들의 상식이 되었기 때문이다. 하지만 과연 그럴까?

'먹고 싶다'는 욕구는 몸이 원한다는 뜻이기도 하다. 고령자는 장기 기능의 저하로 식욕이 증가하는 경우가 있다. 예를 들면 염분이 그렇다. 사람은 나트륨(소금)이 없으면 살지 못하는데, 나이가 들면 신장이 염분을 과도하게 몸 밖으로 배출하여 혈액 속의 염분이 부족해지는 현상이 나타나기도 한다. 신장에는 나트륨을 저장해두는 기능이 있어서 체내에 나트륨이 부족해지면 배출을 멈추고 모아두는데, 노화로 인해 저장 능력이 떨어지면 배출을 막지 못해서 염분이 부족하게 된다. 염분 부족은 저나트륨 혈증(혈액 속의 나트륨 농도가 부족한 상태)을 일으키기 쉬우므로, 이를 막고자 몸이 염분을 요구하는 것이다.

식사량도 마찬가지이다. 거듭 말하지만 '통통한 사람이 장수한다'는 데이터는 넘치도록 많다. 살집이 있을 때 컨디션이 좋다는 사실을 파악한 몸이 뇌를 통해서 '먹고 싶다'는 신호를 보내는 것이다.

확실히 60대 정도까지는 지나친 염분 섭취나 과다한 체중이 건강을 해치는 원인이 되기도 한다. 하지만 80세를 앞두고 있다면 이러한 상식은 일단 접어두자. '먹고 싶은 음식을 참으며 체중 조절하기'는 스스로 수명을 깎는 행위이다. 영양부족은 노화를 촉진하는 분명한 요인이기 때문이다. 물론 억지로 섭취할 필요는 없지만, '먹고 싶다' 하는 생각이 들면 참지 말고 먹도록 하자.

'자기 몸의 솔직한 목소리 듣기'는 80세가 넘은 고령자에게는 최고의 건강법이다. 사람의 몸은 생각보다 만듦새가 좋으니 자기 몸을 믿어보자.

참고로 앞서 언급한 저나트륨 혈증은 의식장애나 경련 등을 일으킨다. 평소 역주행이나 난폭 운전과 거리가 멀었던 고령 운전자가 역주행 사고나 폭주 사고를 일으켰다면, 저나트륨 혈증으로 정신을 잃은 것은 아닌지, 혈당치나 혈압을 과도하게 낮춰서 머리가 멍해진 것은 아닌지 다각도로 원인을 살펴야 한다.

관심 있는 일은 참지 않는다
— 적극적으로 임하자

속으로는 하고 싶으면서 '이 나이에…'라는 생각에 참은 적이 있는가? 만약 하고 싶은 일이 있다면 참지 말고 실행에 옮기도록 하자. 예를 들면, 성에 관해서도 그렇다. 남들은 '나잇값도 못 하고'라며 비난할지 모르지만, 건강을 생각하면 적극적인 편이 좋다. 왜냐하면 남성 호르몬이 증가하기 때문이다.

몇 해 전 가부키초(일본 도쿄의 대표적인 유흥가—옮긴이)에서 불법 성인 DVD를 판매한 점원이 붙잡히는 사건이 있었다.

이 사건이 화제가 된 이유는 단골손님 중에 고령의 남성이 많았다는 사실 때문이었다. 보도에 따르면, 가게에는 돋보기나 확대경이 비치되어 있었고 경찰이 들이닥쳤을 때도 여든이 넘은 나이의 남성 손님이 있었다고 한다. 1월 말에도 비슷한 체포 사건이 있었다.

'불법 DVD'는 추천하지 않지만, 아동 포르노와 달리 성인 포르노물은 유럽과 미국에서 합법이다. 성적인 영상을 보고 싶어 하는 마음은 건강하다는 증거이다. 남성 호르몬의 분비를 높이는 측면에서는 '건강의 원천'이라 할 수 있다.

물론 '하고 싶은 일'이 성이나 남성 문제에만 국한되는 것은 아니다. 흥미나 호기심을 유발하는 일이 있다면 감정을 억누르지 말고 적극적으로 임해보자.

남성 호르몬은 건강의 원천
─ 하고 싶은 일을 통해 뇌도 몸도 건강하게

무언가에 흥미를 느끼는 것은 뇌가 젊다는 증거이고, 실제로 그 무언가를 행동으로 옮긴다면 뇌가 활성화하고 몸도 건강해진다. 이는 남성 호르몬의 측면에서 보아도 확실하다. 나이가 들면 남성 호르몬의 양은 자연히 저하되는데, 남성 호르몬이 풍부할수록 더욱 건강하다는 사실은 의학적으로도 증명되었다.

남성 호르몬은 단백질이 많은 식사나 건전한 운동 습관으로 어느 정도 유지할 수 있다.

예를 들면, 고기에는 남성 호르몬의 원료가 되는 콜레스테롤이 함유되어 있어서 고기를 충분히 섭취하면 건강해질 수 있다. 콜레스테롤 수치를 내리는 약을 지속해서 복용하면 ED(발기부전)가 되기 쉬운 이유도 이 때문이다.

80세에 에베레스트 등반에 성공한 미우라 유이치로는 진정한 '건강'의 대명사인데, 그가 평소 남성 호르몬의 일종인 테스토스테론을 주입한다는 사실은 유명한 이야기이다. 미우라 씨는 76세 때 스키를 타다 넘어져서 넓적다리뼈와 골반뼈가 부러지는 심각한 부상을 입은 적이 있었다. 당시 그는 입원 생활로 근력도 떨어지고 트레이닝할 기력도 잃었는데, 그 상태에서 회복될 수 있었던 데에는 남성 호르몬의 주입과 ED 치료제 '시알리스'의 복용이 큰 역할을 했다고 한다. 시알리스나 비아그라와 같은 PDE5 억제제는 동맥경화를 완화시키는 작용이 있다. 물론 꾸준한 운동을 지속하고 에베레스트 정상 등반이라는 목표를 잃지 않았던 점 또한 건강의 비결이었음은 두말할 필요가 없다.

뇌의 이마엽을 자극한다
─ 하고 싶은 일을 하면 뇌는 기뻐하고 젊어진다

나이가 들면 근력이나 장기만이 아니라 뇌도 노화한다. 인지장애는 그러한 노화 현상의 하나이다. 그중에서도 가장 흔한 타입은 '뇌가 쪼그라든다'고 표현되는 알츠하이머형 인지장애이다. 실제로 뇌를 해부해보면 해마나 이마엽에서 위축 현상이 발견된다.

해마는 기억을 관장하는 부위이고, 이마엽은 사고, 감정, 행동, 판단을 관장하는 부위이다. 사람이 사람답게 살기 위해 가장 필요한 부분이 이마엽이다. 이마엽의 활동이 쇠퇴하면 일상생활에 여러 가지 감정의 변화가 생긴다. 생각하기가 귀찮다, 감정조절이 안 된다, 희로애락이 격해진다, 의욕이 쇠퇴한다, 집중을 하지 못한다 등의 증상이 그것이다.

사람의 몸은 효율적으로 만들어져서, 사용하지 않는 기능은 퇴화(폐용성 위축)하고 사용하면 다시 활성화된다. 특히 뇌는 그러한 경향이 두드러진다. 즉, 퇴화하는 대로 내버려 두면 점점 더 못 쓰게 되지만, 애써 사용하면 활성화시킬 수 있다.

이마엽을 활성화시키는 가장 효과적인 방법은 '하고 싶은 일 하기'이다. 하고 싶은 일을 하면 이마엽이 자극되어 뇌가 깨어난다. 즐겁고 재미있다고 느낄수록 뇌는 더 강한 자극을 받게 되고, 반대로 흥미 없는 일을 하거나 인내를 강요받게 되면 뇌의 활동은 둔화된다.

하고 싶은 일을 참고 지루한 생활을 하면서 뇌를 위축시킬지, 활기차게 원하는 일을 하면서 뇌를 활성화시킬지, 선택은 여러분의 몫이다.

하고 싶은 일을 실천에 옮기는 행동은 뇌의 노화 예방을 위해서도 필요하다.

성욕을 부정하지 않는다
– 자극 추구는 나이와 관계없다

성욕에 대해 다시 이야기해보자.

일본인은 성욕을 터부시하는 경향이 있는데, 본래 성욕은
자연스럽고도 중요한 욕구이다. 그런데 유감스럽게도 성욕
은 나이가 들수록 감소한다. 특히 남성의 경우에는 남성 호
르몬이 줄어들기 때문에 눈에 띄게 떨어진다. 여성의 경우에
는 나이가 들수록 남성 호르몬이 증가해서 성욕이 다소 올
라가는 사람도 있다.

성욕이 있다는 사실은 부끄러운 일이 아니다. 남성이든 여

성이든 가능하다면 적극적으로 성생활을 하는 편이 좋다. 얼마 전 어느 신문의 〈고민 상담란〉에 79세 남성의 사연이 올라왔다. "거의 날마다 자위하는 나는 비정상인가요?"라는 고민이었다. 답변자의 코멘트는 잊어버렸지만, 필자의 대답은 이렇다.

"정상입니다. 멋진 일이라고 생각합니다. 남성 호르몬이 충분히 분비되고 있다는 증거입니다. 부끄러워하기보다 즐기시길…. 언제까지 가능할지 모릅니다. 하지만 언제 끝날지 모르는 일을 즐기는 것 또한 이 나이만의 특권 아닐까요. 즐길 수 있을 때 즐기지 않으면 손해입니다. 그리고 풍부한 남성 호르몬은 판단력이나 근력을 높여 젊음을 유지하는 데에도 도움이 됩니다."

여성도 마찬가지이다. '정숙하지 못하다'라고 생각할 필요가 없다. 성욕이 있는 사람도 있고 전혀 없는 사람도 있겠지만, 이것은 그저 개인차일 뿐이다. 새로운 파트너를 찾아도 되고 연하와의 만남도 주저할 필요가 없다.

부자의 역설
— 재혼하고 싶지만 허락해주지 않는다

행복을 추구한다면 재혼도 선택지 가운데 하나가 될 수 있다.

필자가 '부자의 역설'이라고 부르는 모순된 상황이 있다. 재산이 있는 사람이 "재혼하고 싶다"라고 하면 자녀들이 반대하고, 재산이 없는 사람이 "재혼하고 싶다"라고 하면 자녀들이 축복하는 상황이다. 재산이 있으면 "아버지, 재혼은 반대해요. 어차피 상대방의 목적은 재산이니까요"라고 한다. 반대로 재산이 없으면 "좋은 사람을 만나서 참 다행이에요.

외롭지 않고 행복한 노후를 보낼 수 있겠어요"라고 하는데, 머릿속 한구석에는 '아버지 돌봄도 부탁해요'라는 계산이 들어 있을지도 모르겠지만 여하튼 축복해준다. 어느 쪽이 행복할까?

지금까지 수많은 고령자를 만나왔는데, '돈이 있어서' 불행한 경우가 몇몇 있었다. 그중에서도 자녀와 얽힌 문제가 말썽으로, 앞서 말한 재혼 이야기도 그중의 하나이다.

70대 전반까지는 재혼 의사가 있으면 자녀들을 설득해서 재혼하는 사람도 많지만, 80대가 되면 자녀들의 반대에 꺾이는 사람이 늘어난다. 그리고 재혼을 포기하고 외롭게 지내다가 결국 노쇠해져서 돌봄을 받으며 생활하게 된다. 그렇다고 "재혼은 반대"라고 했던 자녀가 돌봄을 책임지는 것도 아니다.

돈을 남기고 사망하면 재산을 둘러싸고 자녀나 친족들 간에 싸움이 일어난다. 드라마 같은 치열한 '싸움'이야 드물겠지만, 가족관계에 돈 문제가 얽히게 되면 조금씩 삐거덕거리기 시작한다. 유산이 수백만 엔(약 수천만 원)밖에 되지 않는 경우도 마찬가지이다. 그것이 사람이기 때문이다. 부모가 살

아 있을 때는 우애 깊던 형제가 부모 사후에 멀어지는 것도
그 이유가 돈 때문인 경우가 많다.

자녀에게 돈을 남기지 않는다
─ 돈이 있으면 써라

　노후의 최고 재산은 '추억'이다. 사람은 나이가 들면서 서서히 몸이 약해지고 행동반경이 좁아진다. 그리고 마지막에는 침대에서 보내는 날들이 많아진다. 이때 버팀목이 되어주는 것이 바로 '그때 참 즐거웠는데'라는 추억들이다.

　만약 당신에게 물려줄 정도의 자산이 있다면 추억을 만드는 데 쓰거나 자기 행복을 위해 쓰도록 하자. 앞서 말했듯이 자녀에게 돈을 물려줘도 변변한 일이 없을 것이기 때문이다. 자기가 벌고 배우자와 함께 모은 돈이니 당연히 당사자가 써야 한다.

80세가 넘은 고령자는 지금 당장 병이 들고 움직이지 못하게 된다 해도 전혀 이상할 것이 없다. 내일 죽게 될지도 모를 일이다. 그러니 후회 없는 시간을 보내야 한다. 후회 없는 인생을 위한 소비는 행복한 선택이다. 만약 500만 엔(약 5,000만 원)이 있다면 호화 여객선을 타고 세계 일주를 하는 것이 어떨까? 방법은 많다.

참고로 지금 일본의 개인 금융자산은 1,900조 엔(약 1경 9,000조 원)으로, 이 중 약 1,200조 엔(약 1경 2,000조 원)이 고령자 소유이다. 하지만 "자식에게 물려줘야지" 혹은 "살기 위해서는 아직 돈이 더 필요하니까"라며 소비를 꺼리고 있다. 경제가 돌지 않는 이유는 돈이 정체되어 있기 때문이다. 과격한 가정일지 모르지만, 만약 상속세율이 100퍼센트라면 어떨까? "세금으로 빼앗길 바에는 다 써버리자"라며 돈을 팍팍 쓰기 시작할 것이다. 그러면 고령자는 건강해지고 건강수명도 늘어나게 되리라. 나라 전체의 의료비도 줄 테고… 온통 좋은 일들뿐이다. 요즈음 같은 불경기나 고령자 문제도 순조롭게 해결될지 모른다. 게다가 상속세 수입을 통해 소비세를 감세할 수 있어서 젊은 세대의 부담도 줄게 된다.

이야기가 좀 커져버렸지만, 재산을 자녀에게 남기기 위해 자신이 하고 싶은 일을 참는다는 것은 본말이 전도된 상황이다. 자기 자신은 물론 자녀도 불행해지고, 나라를 위해서도 불행한 일이다.

나이가 들면 감동이 옅어진다
— 쇠퇴가 아니라 경험치의 상승이다

나이가 들수록 뇌는 더 강한 자극을 추구한다. 결과를 예측할 수 있는 상황에서는 뇌 활동이 한정적이어서 따분해지기 때문이다. 젊을 때는 "뒹구는 낙엽만 봐도 웃는다"라는 말처럼 '보고 듣고 하는' 모든 일이 신선하게 다가온다. 하지만 경험이 쌓이다 보면 점차 익숙해져서 감동이 옅어진다. 얼마 전에는 환자와 이런 이야기를 나눈 적이 있었다.

환자: 선생님, 내 머리가 좀 이상해졌나 봅니다.
필자: 왜 그러시죠?

환자: 코미디 프로그램을 봐도 하나도 웃기질 않아요. 젊은 개그맨들이 하는 이야기를 들어도 웃음이 나질 않아요. 내 머리가 이상해진 건가요?

필자: 원래 코미디를 좋아하셨나요?

환자: 엄청 좋아하죠. 지금도 종종 '난바 그랜드 가게쓰(일본 오사카에 있는 희극 전문 극장-옮긴이)'를 찾을 정도입니다. 거기서는 배꼽 빠지게 웃는데, 텔레비전은 웃기지가 않네요.

필자: 하하하, 그건 환자분 머리가 이상한 게 아니라 개그맨 탓입니다. 저도 텔레비전을 보면서는 웃지 않습니다. 아마추어 레벨이니까요. 텔레비전에서 동네 야구를 틀어주는 것과 비슷합니다. 진짜 코미디를 아는 사람은 웃지 않죠.

환자: 그럼 내 머리는 정상이네요. 다행입니다.

나이를 먹는다는 것은 경험치가 올라간다는 뜻이다. 그래서 사소하고 가벼운 자극에는 감동하지 않게 된다. 젊은 시절에는 350엔(약 3,500원)짜리 쇠고기덮밥에도 감동하지만, 나이가 들면 정말 맛있는 음식이 아니면 마음이 움직이지 않는다. 처음 도쿄타워를 접할 땐 감동하지만, 나이가 들면 이집트의 피라미드를 직접 보는 정도의 자극이 아니고서는 감동하지 않게 된다. 눈이 살찌고 혀가 살찐 것이다.

사람들은 종종 이 사실을 놓친다. 나이가 들면 뇌가 늙어 감동하지 못한다고 생각하는 듯한데, 이는 한참 잘못된 생각이다. 정확히는, 나이가 들면 경험치가 올라가서 더 높은 수준을 추구하게 되고 강한 자극에만 마음이 움직이게 되는 것이다.

'돈을 남기지 말고 쓰라'고 한 이유도 이와 관련이 있다. 높은 수준을 추구하기 위해서는 그만큼 많은 돈이 필요하기 때문이다. 마음의 풍요를 위해 돈을 쓰고 추억을 남기는 것, 이것이 80세가 넘은 고령자의 자산 활용법이다.

술은 마셔도 된다
– 하지만 정도껏

"하고 싶은 일은 참지 말고 적극적으로 하자"라고 말하면 "술이나 담배는요?", "도박은요?"라는 질문이 되돌아온다. 필자의 대답은 이렇다.

"술이든 담배든 도박이든 적당히 즐기세요."

즉, '자기가 통제할 수 있는 범위 내에서 즐기자'이다.

먼저 술에 관해서이다. 본래 일본인은 술에 강한 체질이 아니라서 서양 사람처럼 뇌가 파괴될 때까지 마시는 사람은 드물다. 그러므로 자기가 즐길 수 있는 범위 내에서라면 마서도 문제없다. 다만 연속 음주는 피해야 한다.

연속 음주란 '매일 마신다'가 아니라 '온종일 마신다'이다. 아침에는 해장술, 점심에는 낮술, 저녁에는 반주 하는 식으로 말이다. 고령자는 시간이 많아서 종일토록 술을 입에 달고 사는 사람이 있는데, 연속 음주만은 절대로 해서는 안된다.

몸에 주는 부담을 생각해서 '저녁 반주'를 즐기는 정도가 현명하다. 지나친 음주는 몸을 제대로 가누지 못해 넘어질 위험이 있다. 낙상으로 골절되어 한순간에 늙어버리는 비극도 적지 않다.

담배는 피워도 된다
- 불안은 도리어 해롭다

의외라고 생각할지 모르지만, 담배의 폐해는 나이가 들수록 줄어든다. 요쿠후카이 병원에는 '담배를 피우는 고령자와 피우지 않는 고령자의 생존곡선에는 차이가 없다'라는 데이터가 있다. 다만 여기에는 약간의 함정이 있다. 실제 흡연으로 단명하게 된 사람은 고령이 되기 전에 사망하기 때문이다. 즉, 담배를 계속 피웠는데도 80세까지 산 사람은 앞으로 금연하든 흡연하든 수명에는 큰 차이가 없다는 뜻이다.

필자가 아는 82세 남성의 예를 소개하고자 한다.

이 남성은 하루에 담배 두 갑을 피우는 골초였는데, 어느 날 폐암이 발견되어 의사로부터 금연을 지시받았다. 그 뒤로 담배를 끊기는 했지만, 암 환자라는 생각이 머리에서 떠나질 않아 심각한 우울 상태에 빠졌다. 게다가 금연에 따른 초조함까지 더해져서 이중으로 고통을 받았다.

보다 못한 필자가 "담배를 다시 피우면 어떨까요?"라고 권했다. 담배가 폐암의 원인이 되는 것은 맞지만 담배가 암 진행을 촉진하는지는 정확히 밝혀지지 않은 상태였기 때문이다. 그 남성은 "어차피 죽을 거면 좋아하는 담배나 피우다가 죽을까"라며 다시 피우기 시작했다. 결과는 어떻게 되었을까? 남성은 그로부터 10년 후인 92세까지 살았다. 마지막에는 폐암이 아니라 뇌출혈로 사망했다.

담배가 암을 발생시키는 원인이기는 하지만 담배를 피운다고 해서 암이 커지는 것은 아니다. 즉, '암 예방에는 금연이 유효'하지만 암이 발생한 후에는 의미가 없을 뿐만 아니라 오히려 역효과가 나기도 한다. 정신적으로 안정되어야 면역력이 높아져서 암세포를 억제할 수 있기 때문이다. 충분히 예상할 수 있는 일이다.

도박은 신중해야
– 제어되지 않을 위험이 있다

도박에는 의외성이 있어서 뇌의 노화 방지에는 효과적이지만 한 가지 심각한 문제가 있다. 고령자 가운데에는 '도박 의존'에 빠지는 사람이 많다는 것이다. 이는 이마엽의 기능 저하와도 관계가 있다. 고령자의 도박은 자신을 통제하지 못해서 생활이 파탄에 이를 위험성이 있다.

어떤 파친코 의존증 남성이 연금 지급일에 돈을 받아서 한꺼번에 써버린 일이 있었다. 남성에게는 아내가 있었는데, 부부에게는 모아둔 돈이 없어서 한 달간 거의 굶다시피 했다고 한다. 충격을 받은 부인이 우울증에 걸려 필자의 병원을 찾아온 것이다. 이렇게 되면 지옥이 따로 없다.

좋아하는 일이나 하고 싶은 일을 참지 말고 하라고 했지만, 그것은 어디까지나 자기가 통제할 수 있는 범위 내에서 이루어져야 한다. 생활을 파탄 내거나 누군가에게 상처를 입히면서까지 좋아하는 일에 매달려서는 안 된다.

도박은 뇌의 노화 방지에는 도움이 되지만, 쾌락적인 성격이 강해서 브레이크가 걸리지 않을 우려가 있기에 권하지 않는다. 돈이 들지 않는 게임 정도가 현명한 선택이다.

고령 운전자는 오히려 안전
― 할 수 있는 일은 포기하지 않는다

자동차 운전은 계속하는 편이 좋다. 운전할 자신이 없으면 하지 않으면 그만이지, 운전면허를 반납할 필요는 없다. 할 수 있는 일을 어째서 스스로 포기하는가.

'가지고 있는 능력을 유지한다. 할 수 있는 일은 포기하지 않는다.' 80세의 벽을 넘기 위해 꼭 필요한 자세이다.

애초에 75세 이상의 고령 운전자에게 '인지기능검사'를 의무화한 것 자체가 위헌이라고 생각한다. 여러 선진국에는 '연령차별금지법'이라는 법령이 있다. 1967년 미국을 시작으로 캐나다, 호주, EU(유럽연합) 각국을 거쳐 2002년에는 이웃 나라인 한국에서도 시작되었다. 하지만 일본에는 아직 없다. 이 법률은 고용에 관한 차별을 금지하는 법이지만, 연령차별은 사회의 모든 방면에서 나타난다. 인지기능검사도 그중 하나이다.

차별이란 특정한 사람을 'ㅇㅇ이다'라고 규정하는 것이다. 75세 이상의 고령자에게 인지기능검사를 의무화한다는 말은, '고령자는 인지기능이 저하되어 운전하면 위험하다'라고 단정 짓는 행위로 완벽한 차별이다. 만약 인지기능검사를 받게 하고 싶다면 모든 연령의 운전자에게 받도록 해야 한다. 왜냐하면 사고를 일으키는 사람은 고령자만이 아니기 때문이다.

스무 살 대학생이 취미로 고급 외제차를 타고 고속도로를 폭주하다가 사망 사고를 내면 큰 뉴스거리가 되지 않지만, 여든의 남성이 경자동차로 아내를 병원에 데리고 가다가 사고를 내면 비난받는다. 무언가 이상하지 않은가? 실제로는 24세 미만의 운전자가 사고를 내는 비율이 더 높은데도 고령자에게만 '위험 딱지'를 붙이는 행태는 도저히 납득할 수 없다.

또한 그 딱지를 스스로 붙이는 행위도 잘못이고, 노부모를 설득하여 면허를 반납시키자는 일부 언론의 보도에도 크게 위화감을 느낀다. 아직 충분히 운전할 수 있는데도 허둥지둥 면허를 반납할 필요는 없다. 반납해버리고 나면 6년 후에 돌봄을 받게 될 위험이 2.2배나 증가한다. 정말 필요한 일은 '면허증 반납'이 아니라 "자동차 운전 장치의 성능을 높여서 하루빨리 안전한 삶을 실현하라"라고 목소리를 높이는 것이다.

운동은 적당히
― 산책이 제일이다

할 수 있는 일을 계속 유지하는 것, 그중에서도 으뜸은 운동이다. 운동이 필요하다는 사실은 지금까지 귀에 딱지가 앉을 정도로 들었으니 충분히 이해할 것이다. 하지만 그래도 하지 않는 사람이 있는가 하면, 좋다고 해서 운동을 지나치게 하는 사람도 있다. 둘 다 바람직하지 않다. '적절한 운동'을 기억하자.

과도한 운동은 체내에 활성산소를 과도하게 만들어 몸을 산화(녹슨 상태)시킨다. 스포츠 선수 중에 나이보다 들어 보이는 사람이 많은 이유도 이 때문이다.

80세 이상의 고령자에게는 걷기운동이 딱 알맞다. 즉, 산책이다. 시간은 하루에 30분 정도가 이상적이다. 한 번에 30분을 걸어도 되고, 아침·점심·저녁으로 나누어 각 10분씩, 합계 30분이어도 상관없다. 가능하면 조금 빠른 속도로 팔을 흔들면서 걷도록 하자.

산책에는 또 다른 효과가 있다. 자연광을 쏘이면 세로토닌이라는 뇌내 물질이 분비된다. 이 물질은 '행복 호르몬'이라고 불리는데, 마음을 안정시키거나 머리 회전을 좋게 만드는 역할을 한다. 산책 이외에 청소나 세탁 같은 집안일도 훌륭한 운동이 된다.

몸을 수시로 움직이는 일이 중요하다. '아, 귀찮아'라는 생각이 들더라도 오히려 반대로 몸을 움직여보자. 잔존 능력을 유지하기 위해서는 일상생활 속에서 몸을 움직이는 것이 가장 효과적이다.

고령자 우울증
– 몸과 마음을 움직여 예방한다

고령이 되면 자주 우울한 상태를 겪는다. 기운이 달려 멍해지거나, 희로애락의 감정이 빈약해진다. 이런 일이 잦아지면 본인도 가족도 '치매인가'라고 걱정하며 병원을 찾아온다. 실제로 인지장애와 우울증은 구별하기 어려운 측면이 있다.

병원을 찾은 사람에게 던지는 첫 질문은 다음의 두 가지이다.

"잠은 주무시나요?" "식욕은 있으신가요?"

이때 "잠은 자는데 한밤중에 몇 번이나 깹니다"라고 대답하면 우울증일 가능성이 크다고 진단한다. 우울증에 따른

불면은 좀처럼 잠들지 못하는 '취면장애'보다는 얕은 잠을 자는 '숙면장애'가 많기 때문이다. 식욕에 관해서는 "무엇을 먹어도 맛이 없다"라거나 "입이 짧아졌다"라는 증상이 있을 때 우울증일 가능성이 높다고 진단한다.

또 하나, 고령자 우울증에서는 기억장애가 자주 보인다. 건망증이 심해지고 옷을 갈아입기 귀찮아하며 씻지도 않게 된다. 이러한 증상은 인지장애와 우울증 모두에 해당하기 때문에 판단이 어렵지만, 우울증 약을 처방하여 증상이 호전된다면 '우울증'으로 확진한다.

어떤 증상이 단순한 노화인지, 인지장애인지, 아니면 우울증인지 판단하기는 쉽지 않지만, "연말부터 갑자기"라는 식으로 시기를 특정할 수 있을 때에는 우울증일 가능성이 크므로 우울증 약을 처방하고 상태를 지켜본다.

우울증에 걸리는 이유는 무엇일까? 원인은 크게 '정신적 요인'과 '신체적 요인'으로 나누어볼 수 있다.

'정신적 요인'은 아내나 남편과의 사별, 반려동물의 사망, 코로나 대유행에 따른 취미 활동의 중단 등 심적인 의지 대상을 잃은 경우이다.

'신체적 요인'은 바깥 활동이 줄어들어 세로토닌이 부족해지거나 식사의 불균형으로 인해 영양소가 부족해지는 등 신체로부터 기인하는 경우이다. 예를 들어, 여름에 깔끔한 면류만을 즐기다가 단백질 부족으로 우울증이 발병하는 예도 있다.

정신적 요인이든 신체적 요인이든 우울증은 몸과 마음을 움직이지 않을 때 생긴다. 그래서 '하고 싶은 일을 하기'가 매우 중요하다.

삶의 보람은 찾지 않는다
– 즐기다 보면 보인다

젊을 때는 일이나 육아에 쫓기면서 산다. 피할 수 없는 반강제적인 생활이지만, 의외로 이것이 '살아가는 힘'이 되어준다. 그러다가 나이가 들면서 이런저런 구속에서 벗어나게 된다. '아, 드디어 자유로운 몸이 되었다'라는 생각도 한순간, 이번에는 어찌할 바를 몰라 갈팡질팡한다. 무엇을 위해 살아야 할지 몰라서 '삶의 보람'을 찾아 우왕좌왕하는 고령자가 많다.

삶의 보람은 꼭 있어야만 하는 것일까? 필자는 있든 없든 상관없다고 생각한다. 왜냐하면 삶의 보람은 주관적으로 느끼는 것이지, 억지로 만드는 것이 아니기 때문이다. '삶의 보람을 찾아야 해'라며 안달한다고 해서 찾아지는 것도 아니다. 조바심을 낼수록 괴로워지기만 할 뿐이다. 그러니 '삶의 보람은 찾으면 행운'이라는 마음가짐으로 편하게 기다리자. 초시가 잦으면 급제가 난다고 하지 않았던가.

삶의 보람을 찾았다고 하더라도 80세가 넘은 고령자에게는 삶의 보람에 지나치게 매달리는 것이 문제가 된다. 삶의 보람이 언제까지나 계속된다고 장담할 수는 없기 때문이다. 재즈댄스를 낙으로 삼던 사람이 부상으로 깊은 상실감에 빠지기도 하고, 반려견에 의지하던 사람이 개의 죽음을 계기로 외출하지 않게 된 사례도 있다.

보람 있는 삶은 행복하지만, 지나치게 매달리게 되면 사라졌을 때 반동이 크다. 그래서 하루하루를 즐겁게 지낸다는 마음가짐이 무엇보다 중요하다. 하고 싶은 일을 하고, 흥미 있는 일에 도전하자. 평온한 마음으로 충실한 하루를 보내는 것이 80세의 벽을 넘는 방법이다.

마지막 준비
– 끝까지 안심하고 살기 위해

80세 정도가 되면 많은 사람이 이른바 '마지막 준비'로 고민하게 된다. 필자도 이에 관해 상담해줄 때가 있는데, 매우 대답하기 어려운 문제이다. 왜냐하면 가족 문제나 금전 상황에 개인차가 크기 때문이다.

딱 한 가지만 조언한다면 이렇다.

"남은 돈이 있다면 끝까지 안심하고 살 수 있도록 마지막 준비에 쓰면 어떨까."

만약 부자라면 고급스러운 서비스 시설이 완비된 요양시설에 들어갈 수도 있겠지만, 돈이 더 많은 사람이라면 입주

도우미를 고용하는 것도 한번 생각해볼 수 있겠다. 자기 집에 그대로 머물면서 돌봄을 받을 수 있으니 최고의 방법이다. 임금으로 1개월에 50만 엔(약 500만 원)이 든다면 1년에는 600만 엔(약 6,000만 원)이 들고 10년이면 6,000만 엔(약 6억 원)이 든다. 엄청난 금액이지만, 지불할 수만 있다면 괜찮은 소비라고 생각한다.

거듭 말하지만, 자녀에게 돈을 물려주는 일은 권하지 않는다. 자기가 모은 돈은 자기가 다 쓰는 것이 제일이다.

호화로운 묘지를 조성하는 사람이 있는데 이는 어떨까? 자식들은 성묘하러 올지도 모르겠지만 손자대가 되면 또 모를 일이다. 산소에 가면 황폐한 무연고 묘지가 여럿 있는데, 같은 처지가 될 우려가 있다. 그럴 바에는 자치단체 등에 기부하여 후세에 도움이 되는 편이 낫다. 최근에는 여러 대학에 'OO기념관'이라는 식으로 인명을 붙인 건물들이 많은데, 필시 기부로 세워졌으리라. 동상을 만든다면 일면식도 없는 사람들이 안식을 빌어주고 청소도 깨끗이 해줄 것이다. 다른 사람들에게 기쁨을 선사한다고 생각하면 마지막에도 평온할 수 있다.

부모가 시골에 계시는 경우에 필자가 가족(자녀)들에게 자주 하는 조언이 있다. 바로 이웃 사람들에게 고개를 잘 숙이라는 것이다.

예를 들면, 다소의 금전을 곁들여서 "우리 부모님 좀 잘 지켜봐 주세요"라고 부탁하는 방법이다. 처음에는 "돈은 필요 없다"라며 사양하겠지만, "항상 감사해요"라고 말하면 대개는 흔쾌히 받아들인다.

이웃 사람들이 부모를 신경 써주면 자녀들도 안심할 수 있다. 부모를 도시로 모셔 오거나 일을 그만두고 시골로 가야 할 경우와 비교해보면 다소의 지출은 오히려 저렴하다. '돈으로 해결하라'는 의미가 아니다. 감사하는 마음을 형태화했다고 생각하자.

부모가 자녀에게 돈을 꼭 남기고 싶다면, 유산의 형태로가 아니라 "내가 죽을 때까지 안심하고 살 수 있도록 이 돈을 잘 써주렴"이라고 당부하며 자신들이 건강할 때 건네는 방법도 있다.

부모는 자녀가 사회로 나갈 때까지 20년 정도를 돌본다. 그렇다면 부모의 거동이 불편한 몇 년간은 당연히 자녀가 살펴야 한다고 보는데, 틀린 생각일까? 물론 이 말이 반드시 재택 돌봄을 해야 한다는 뜻은 아니다. 함께 요양시설을 찾아보는 일도 여기에 포함된다.

마음의 안정에는
나쁜 일보다 좋은 일

고령자 중에는 과거에 분했던 일이 생각나서 그때의 감정에 지배당하는 사람이 적지 않다. 배우자의 불륜, 동료의 배신, 사업의 실패, 험담이나 뒷말 등 지금 와서는 어쩔 도리가 없는데도 자꾸만 기억을 떠올리게 된다. 본인에게는 무척 괴로운 일이다. 잊으려 하면 할수록 분한 마음이 더 강해진다. 이럴 때는 어찌하면 좋을까? 여기에서는 정신의학적 방법을 하나 소개하려 한다.

가령 배가 아플 때, "아프다, 아프다"라고 되뇌기만 하면 통증이 증가하지만 딴생각을 하게 되면 고통이 잊히는 경우가 있다. 뇌의 특성에서 기인하는 현상이다. 사람의 뇌는 동시에 두 가지 일에 주의를 잘 기울이지 못한다. 그래서 주의를 딴 데로 돌리면 배가 아프다는 사실을 잊게 되는 것이다.

　과거의 싫었던 감정에 사로잡혀 있는 사람은 그 기억을 잊고 싶어 하지만, 잊고 싶은 마음이 너무 강한 나머지 오히려 그 기억에 의식이 집중되어 점점 더 괴로워진다. 이럴 때는 너무 잊으려고 애쓰지 말고 다른 일에 시선을 돌리는 방법이 효과적이다. 즉, 기억을 지우는 것이 아니라 새로운 생각으로 덧씌우는 것이다. 눈앞의 재미있는 일에 의식을 집중하다 보면 싫었던 기억은 저절로 사라진다.

　'과거를 똑바로 마주 보고 극복하는' 것도 하나의 방법이겠지만, 현대 정신의학은 이 방법에는 부정적이다. 재밌고 즐거운 일은 마음을 안정시켜서 평온한 일상을 보내는 데 도움을 준다.

뺄셈으로 사고하지 않는다
─ 차이를 생각하면 불행하다

"나이 먹기 싫다."

고령자들은 이런 말을 자주 한다. 그런데 나이를 먹는 일이 정말로 불행일까? 행동경제학자이자 노벨경제학상을 수상한 대니얼 카너먼은 다음과 같은 말을 했다.

"사람은 부의 절댓값이 아니라 부의 차이에 반응한다."

좀 어려운 내용이므로 알기 쉽게 돈으로 설명하겠다. 1억 엔(약 10억 원)이 있는 사람이 1만 엔(약 10만 원)을 잃었다고 하자. 돈이 많은 사람이니 1만 엔 정도야 아무렇지도 않으리라 생각하겠지만, 사실 그는 몹시 언짢다. 그런데 100만 엔

(약 1,000만 원)밖에 없는 사람이 100엔(약 1,000원)짜리 동전을 주웠다면 기분이 어떨까. 그는 기분이 매우 좋아질 것이다. 즉, 사람은 손해를 '몇 엔'이나 봤는지, 아니면 이득을 '몇 엔'이나 봤는지 하는 절대적인 금액에 주목하기보다는 몇 엔이 됐든 돈이 '줄어들었는지', '늘어났는지' 하는 차이에 먼저 반응한다는 논리이다.

고령의 환자를 보고 있으면 정말 맞는 말이라고 생각될 때가 있다. 예를 들어보자.

큰 저택에 사는 전직 사장님이 "옛날에는 정말 잘나갔는데 지금은 인생이 고독해"라며 탄식한다. 집에는 부인도 있고 도우미도 있어서 부족함이 없어 보이는데, 남들로부터 "사장님!"이라고 떠받들어지며 여기저기 휘젓고 다니던 과거와 비교해보니 지금은 불행하다고 생각하는 것이다. 반면, 과거에 너무 불행했던 사람은 "요양원은 식사도 맛있고 직원들도 친절해. 나이 들어 이런 대우를 받다니, 참 행복한 일이야"라며 기뻐한다. 즉, 현재를 행복하다고 느낄지, 불행하다고 느낄지는 과거와의 차이를 어떤 식으로 받아들이느냐에 달려 있다는 뜻이다.

과거가 풍요로웠던 사람은 아무래도 그 차이를 뺄셈으로 계산하는 경향이 있다. 그래서 현재를 불행하게 느끼는 것이다. 하지만 인생의 마지막을 그렇게 보내버리는 것은 너무 쓸쓸하다. 되도록 즐거운 시간으로 만들어보자.

그러기 위해서는 어떻게 해야 할까? 잃은 것이 아니라 늘어난 것을 생각하는 것이다. "옛날에는 바쁘게 살았는데"가 아니라 "지금은 시간이 많아서 여유롭고 모든 일을 내 페이스대로 할 수 있어"라고 하듯이, 혹은 "옛날에는 대기업 중역이라 모두들 내 앞에서 고개를 숙였는데"가 아니라 "지금은 시설에서 다양한 사람들과 대화를 나누며 친밀감을 쌓을 수 있어"라고 하듯이 말이다. 이처럼 고령이기에 할 수 있는 일을 즐겁게 받아들이거나 자신의 세계를 깊이 탐구해본다면 하루하루가 더 즐거워질 것이다.

고독은 편해서 좋다
― 아무도 신경 쓰지 않고 즐길 수 있다

고령이 되면 배우자나 친구 등의 죽음에 직면하게 된다. 평소 사망한 사람에 대한 의존도가 높았을수록 상실감도 더 크다. 이럴 때는 어떻게 해야 할까?

"마음을 단단히 먹는 수밖에 없다."

냉정하게 들릴지 모르지만 죽은 사람은 살아 돌아오지 않는다. 그렇다면 새로운 만남을 추구하거나 '고독은 편한 것'이라고 발상을 전환하여 새로운 즐거움을 찾는 수밖에 없다.

젊은 세대의 삶에 의외의 힌트가 있다. 요즘 젊은 사람 중에는 결혼이나 연애를 하기보다는 종일 게임을 하거나 스마트폰을 들여다보며 지내는 사람이 많다. 즉, 마음 편한 고독을 즐기는 것이다.

앞서 말한 행동경제학에서처럼 차이에 주목하여 '외롭다'라고 생각하면 마음이 괴롭지만 '고독은 자유다'라고 발상을 바꾸면 뜻밖의 즐거움을 발견할 수 있다.

필자가 아는 어느 고령자는 아내가 사망한 후에 넷플릭스라는 온라인 동영상 서비스를 이용하기 시작했다. 그는 "다 보지 못할 정도로 영상이 많아서 시간이 순식간에 지나간다. 아내가 무엇을 보고 싶어 하는지 신경 쓰지 않아도 된다. 보고 싶을 때 보고 자고 싶을 때 자니 마음이 편해서 좋다"라고 말한다.

생각을 바꾸기보다는
선택지를 늘려간다

행복이란 무엇일까?

돈이 많아야 행복하다, 좋은 배우자를 만나야 행복하다, 자녀와 사이가 좋아야 행복하다 등 사람들은 수많은 고정관념에 얽매여 살아간다. 이것이 꼭 나쁘다고는 할 수 없지만, 만약 부부간의 금실이 최고 행복이라고 여기는 아내가 남편과 사별하게 된다면 어찌될까? 한순간에 불행의 나락으로 떨어지게 될 것이다.

이 세상에는 무엇이 행복이고 무엇이 불행인지 정답이 없다. 생각이나 관점의 작은 차이에 따라 행복해지기도 하고 불행해지기도 한다. 지금까지 다양한 사례를 들어가면서 이와 관련된 이야기를 해봤지만, 70년 혹은 80년을 살아온 사람이 생각이나 관점을 바꾸는 일은 쉽지 않다. 하지만 "내 생각만이 옳다"라고 주장하는 사람은 그 삶이 확실히 힘들어진다.

그래서 마지막에 한 가지 더 중요한 제안을 하려 한다. 바로 "내 생각 이외에도 정답이 있다"라는 태도이다. 바로 "선택지는 한 개만이 아니라 여러 개 존재한다"라는 자세이다. 이런 자세나 태도라야 삶이 편해지고 인생이 즐거워진다.

원래 80세가 넘은 고령자는 인생 경험이 풍부해서 선택지도 많고 판단 기준도 다양하다. 그래서 여유를 가지고 충분히 생각하고 선택할 수 있으련만, 많은 사람이 틀에 박힌 고정관념을 벗어던지지 못한다. 참으로 안타까운 일이다.

80세가 넘으면 어제 했던 말을 오늘 뒤집어도 되고, 지금까지 지켜왔던 신조를 꺾어도 된다. 생활방식 또한 바꿔도 된다. '조석변개'나 '변절'이라는 말을 들은들 무슨 대수인가. 기회주의자라 한들 상관없다. 오히려 이런 사람이 버드나무가 바람에 살랑이듯 유연하게 살 수 있다. 남들이 뭐라 하면

"어, 그랬었나?" 하면서 어물쩍 넘어가자. '노망이 들었나'라고까지 생각하게 만드는 담대함도 인생 경험이 풍부한 고령자만의 강점이다.

사람이 80세, 90세까지 당연하게 사는 시대는 지금까지 누구도 경험해본 적이 없었던 만큼 80세 이후의 삶에 정답이 있을 리 없다. 세상 사람들이 말하는 그럴싸한 상식에 현혹되지 말고 그저 마음 편히 살아가자. 그래야만 만족스러운 하루하루를 보낼 수 있고, 또 그것이 장수로 이어질 테니까 말이다.

3장

치매·인지장애의
벽을 넘어서다

The wall
of
80 age

인지장애를 둘러싼 오해
– 선입견이 모두를 불행에 빠뜨린다

필자의 전문 분야는 노인정신의학이다. 평소 다양한 증상의 환자들을 접하는데, 그중에서도 우울증과 인지장애 환자의 비율이 가장 높다. 환자들이 고령이라서 가족들과 함께 내원할 때가 많다. "어디가 불편하세요?"라고 물으면 대개 가족 중의 누군가가 "할아버지가 이런 일도 하시질 못해서…"라거나 "할머니가 5분 전의 일도 기억하시질 못해서…"라고 대답하면서, "인지장애인가요?"라며 불안한 눈빛으로 되묻는다.

가족들은 겨우 5분 전 일을 기억하지 못하는 상황을 심각하게 받아들인다. "그렇게 정신이 맑던 할머니가…"라며 충격에 빠지는 심정도 이해가 간다. 그러나 정신과 전문의로서 간단히 "인지장애입니다"라고 진단할 수는 없다. 인지장애에 관한 너무 많은 오해들이 진실처럼 퍼져 있기 때문이다. 그러한 오해를 해결하지 않은 채 섣불리 "인지장애입니다"라고 말해버리고 나면 환자와 가족들의 삶이 불행에 빠질 우려가 있다.

인지장애는 '건망증'으로부터 시작되는 경우가 많다. 그 다음에는 '방향감 장애(지남력 장애)'가 나타난다. 이 단계에서는 장소나 시간에 대한 감각이 떨어져서 길을 잃거나 현재 시각을 파악하지 못하는 증세를 보이는데, 한밤중에 깨어나 아침이라 생각하고 외출하려는 행동이 그 하나의 예이다. '방향감 장애' 다음에는 '지능 저하'가 나타난다. 이미 가벼운 지능 저하는 있었겠지만, 이 단계에서는 '눈에 띄는' 지능 저하 현상을 보인다. 사람들의 대화를 따라가지 못하거나 책을 읽어도 이해하지 못하며 텔레비전을 보아도 내용을 파악하지 못한다.

이처럼 인지장애에는 여러 단계가 존재하는데, 이를 싸잡아서 '인지장애'라고만 진단해버리는 것은 매우 폭력적인 행동이라 할 수 있다. 인지장애 환자 중에는 불과 5분 전의 일은 기억하지 못하면서도 대화를 나눠보면 아무 문제 없이 말이 통하는 사람도 있다. 걸핏하면 길을 잃고 헤매지만《월간 문예춘추》(1923년부터 일본 분게이슌주사에서 발간하는 종합잡지-옮긴이)를 읽고 논리정연하게 의견을 펼치는 사람도 있다. 즉, 지능은 아직 온전한 단계라는 뜻이다.

무지에서 오는 불행
– 삶의 지혜는 남아 있다

그런데 많은 사람이 인지장애에 대해 '치매에 걸리면 아무것도 모른다'는 획일적인 이미지를 가지고 있다. 이러한 무지로 인해 어떤 일이 생겨날까? 예를 들면, 할아버지가 치매에 걸려 아무것도 모른다고 생각하여 가족들이 흉을 보았는데 사실은 전부 알아듣고 있었다거나, 할머니는 치매니까 "이것도 해서는 안 되고 저것도 위험하다"라며 아직 할 수 있는 일을 못 하게 막는 상황이 벌어진다.

아직 혼자서도 해낼 수 있는 일이 많은데 "인지장애입니다"라는 의사의 말 한마디에 잔존 기능을 빼앗기는 일이 실제로 일어나고 있다. 너무 불행한 일이 아닌가. 열심히 살아온 인생의 마지막이 이렇다면 너무 슬프다.

물론 나이가 들면 기능 면에서는 예전만 못할지도 모른다. 그러나 인생을 헤쳐온 '지혜'는 쇠퇴하지 않는다. 건망증은 생겼어도 인생 상담은 오히려 더 능숙해지거나 쉽게 욱하지 않아서 손주를 돌보는 일을 젊은 부모보다도 더 잘 해내기도 하듯이, 어떤 면에서는 새로운 능력도 따라온다.

인지장애 증상이 나타난 뒤에도 지혜가 뛰어난 사람이 상당한 비율로 존재한다. 이러한 사실을 이해한다면 환자와 가족 모두 더 행복한 삶을 누릴 수 있을 것이다.

인지장애 600만 명
– 스펙트럼이 넓은 장애

　인지장애에 관한 터무니없는 선입견은 더 있다. 그중 하나가 '치매에 걸리면 거리를 배회한다'는 편견이다. 하지만 이역시 조금만 생각해도 잘못된 정보임을 바로 알 수 있다.

　현재 일본에는 600만 명 정도의 인지장애 환자가 있다. 국민 20명당 한 명꼴이다. 모든 인지장애 환자가 거리를 배회한다면 시부야의 스크램블 교차로(일본 도쿄의 시부야역 앞에 있는 대각선 횡단보도. 사람이 많이 오가는 장소로 유명하다–옮긴이)는 인지장애 환자로 가득 찼을 것이다. 그러나 인지장애는 기본적으로 노화 현상이다. 따라서 일반적으로 조금씩 온순해지는 성향을 보이며, 밖으로 나가기보다 집 안에 틀어박히는 사람이 훨씬 많다.

전문 용어로 표현하면 인지장애는 '스펙트럼 장애'의 하나로, 경증에서 중증에 이르기까지 폭이 매우 넓은 질환이다. 이를 모르고 어떤 어리석은 정치인이 당치도 않은 발언을 한 적이 있다.

예전에 한 장관이 일본의 쌀이 중국에서 비싼 값에 유통되는 현상을 보고 "7만 8,000엔과 1만 6,000엔 중 어느 쪽이 비싼지는 알츠하이머 환자도 알 수 있다"라고 말해 빈축을 산 적이 있다. 알츠하이머 환자도 알 수 있는 것이 아니라, 경제를 이해하는 똑똑한 알츠하이머 환자들이 알 수 있는 것이다. 그런 똑똑한 환자들도 얼마든지 있다. 실제로 미국의 레이건 전 대통령이나 영국의 처칠 전 수상은 발병한 지 몇 년이 지나 대화가 불가능할 정도로 상태가 악화하고 나서야 인지장애임을 털어놓았는데, 재임 중에도 분명 가벼운 기억장애는 있었을 것이다. 즉, 인지장애가 있어도 한 나라의 대통령이나 수상을 역임할 수 있다는 뜻이다.

이처럼 인지장애는 폭이 넓은 질환이니 '인지장애가 되면 끝'이라고 섣불리 단정 짓지 말기를 바란다. 누가 뭐래도 '아직 할 수 있는 일이 남아 있다'라는 마음가짐으로 잔존 기능을 끈질기게 유지하길 당부한다.

기억은 서툴러도 판단은 가능하다
− 사기당하기 쉬운 이유

다만 주의해야 할 점이 있다. 잘못된 판단으로 사기에 노출되기 쉽기 때문이다.

인지장애 환자 중에는 기억력은 떨어졌어도 이해력에는 문제가 없는 사람들이 있다. 그런 사람들은 예를 들어 자녀들이 "아버지, 보이스피싱이 늘고 있으니 조심하세요"라고 하면 이해력에 문제가 없으므로 "알았다"라고 대답한다. 문제는 이 대화 자체를 잊어버리는 데 있다. 한편, 사기꾼은 말솜씨가 좋아서 "집을 수리하지 않으면 흰개미가 다 갉아먹습니다. 보세요, 벌써 갉아먹은 흔적이 있네요"라며 교묘하게 말한다. 그러면 말뜻을 이해하는 인지장애 환자는 "큰일이네"라며 계약서에 서명하게 되는 것이다.

요컨대, 과거에 들은 이야기와 눈앞의 상황을 비교하고 분석하는 능력이 떨어지기 때문이다. 그래서 착각을 일으키거나 판단을 종합적으로 하지 못해 실수를 저지르기 쉽다.

하지만 과거의 일을 잊어버리거나 종합적으로 판단하지 못하는 증상이 인지장애 환자에게만 나타나는 것은 아니다. 일본 사람 대부분이 이에 해당한다. 왜냐하면 정치인이나 공직자가 온갖 나쁜 짓을 저질러도 쉽게 잊어버리니까 말이다. 코로나도 마찬가지이다. 외출 자제의 장단점을 자세히 따져보지도 않고 정부의 자숙 요청에 순순히 따른다. 불경기가 30년이나 계속되고 실질임금도 줄고 있는데 아직도 자민당(일본의 보수주의 정당으로 현 집권 여당-옮긴이)에 표를 던지고 있다. 종합적인 판단이 이루어지지 못하고 있다는 증거이다. 자민당은 '악몽 같던 민주당 정권'이라고 말하지만 어디가 어떻게 나빴는지 구체적으로 대답하는 사람은 거의 없다.

사실 민주당(중도주의를 표방한 일본의 정당으로 현 민진당의 전신-옮긴이)이 정권을 잡은 3년 동안에는 실업률이 떨어지고

1인당 GDP도 지금보다 높았다. 민주당 집권기의 주가를 공격의 대상으로 삼는 사람도 있는데, 과연 주가가 경기를 대변할 수 있는지는 의문이다. 고도성장기에는 주가가 겨우 1,000엔(약 1만 원)이나 2,000엔(약 2만 원)에 지나지 않았지만 일본은 전 세계를 상대로 경쟁력이 있었고 생활수준도 올라가고 있었다. 따라서 주가가 경기의 지표라는 인식 자체는 말 그대로 주입된 사고에 지나지 않는다. 즉, 일종의 사기를 당한 것과 마찬가지로 일본인 대다수가 종합적인 판단이 불가능한 상태라 할 수 있다.

인지장애가 있는 사람을 나쁘게 말하거나 '인지장애가 되면 끝이다'라고 생각하기 전에 자신들의 기억력이나 종합적인 판단력을 의심해보면 어떨까.

정신이 맑을 때 중요한 결정을
해두어야 할까?

　이야기가 잠시 다른 쪽으로 흘렀지만, 필자가 하고 싶은
말은 인지장애가 생겨도 할 수 있는 일은 얼마든지 있으므
로 자신에게 남은 능력이나 부여된 권리를 쉽게 포기해서는
안 된다는 것이다.

　인지장애 진단을 받자마자 일을 그만두거나 면허를 반납
하는 사람이 있는데, 인지장애는 경증에서 중증에 이르기까
지 폭이 넓은 질환이기 때문에 가능하면 지속하는 편이 좋
다. 또한, 가게를 지키는 일이나 손주를 돌보는 일, 신변 관
리 등을 하지 못하게 막는 집들도 있는데, 할 수 있는 동안

에는 하도록 놔두길 권한다.

이와 같은 문제는 개인만이 아니라 일본 전체가 안고 있는 심각한 문제이기도 하다. 고령자가 인지장애 진단을 받으면 주위의 태도가 급변하기 때문이다. 정치인이든 회사 대표든 그야말로 자리를 내려놓아야 하는 상황으로 내몰린다. 이 모든 것이 인지장애에 관한 잘못된 인식에서 비롯된 풍조이지만 안타깝게도 그것이 현실이다.

그렇다면 유언과 같은 중요한 의사결정은 어느 시점에서 해야 할까?

솔직히 이는 꽤 까다로운 문제이다. 왜냐하면 노년정신의학 전문가인 필자는 인지장애 중기까지는 '의사능력이 유효'하다고 보지만, 보통은 관점이 서로 달라서 재판까지 하는 사례도 있기 때문이다.

다만 한 가지 확실한 사항은, 중요한 결정을 할 때마다 날짜를 기입해서 서면으로 남겨두어야 한다는 점이다. 판단력은 충분해도 기억력은 불확실할 가능성이 있으므로 이 방법이 많은 도움이 된다.

인지장애를 늦추는 법
– 약보다 머리를 써야 효과적

일반적으로 인지장애는 조기 발견이 중요하다고 한다. 하지만 현대 의학의 수준에서는 '효과가 조금 있을 수 있는' 정도의 약밖에 없다. 즉, 조기에 발견해도 의료의 힘으로는 어찌할 도리가 없는 것이다.

그런데 앞서 지적했듯이 인지장애라고 진단받는 순간 주변 사람들은 태도를 바꾸거나 역할을 빼앗는다. 그러므로 건망증이 시작되는 정도의 단계라면 오히려 의사에게 가지 않는 편이 나을 수도 있다. 핵심은 인지장애 진단을 받는 일이 아니라 인지장애의 진행을 늦추는 일이다. 그렇다면 어떻게 해야 할까? 인지장애의 진행을 늦추는 가장 효과적인 방법은 지속해서 머리를 쓰고 몸을 움직이는 것이다. 그 근거가 되는 이야기를 소개하고자 한다.

필자는 과거에 도쿄 스기나미에 있는 요쿠후카이 병원에 근무하면서 한 달에 두 번 정도 이바라키 현(도쿄의 동북부 지방-옮긴이)의 가시마 시에서 인지장애 환자를 진료했다. 그때 가시마 사람들이 도쿄 사람들보다 인지장애의 진행이 느리다는 사실을 알게 되었다. 왜 가시마에서는 인지장애의 진행이 느렸을까? 그 이유는 환자들의 행동에 있었다.

스기나미에 사는 환자들의 경우 인지장애 진단을 받으면 가족들에게서 "창피하니까" 혹은 "위험하니까"라는 말을 듣고는 바로 바깥출입을 삼가고 집 안에서만 지내는 경향을 보였다.

반면, 가시마에 사는 환자들은 기존의 생활을 변함없이 지속하는 사람들이 많았다. 어슬렁거리며 집 밖을 돌아다니면 마을 사람들이 집으로 데려다주곤 했지만, 그들은 몸이 움직이므로 농업이나 어업도 계속했다.

몸이 기억하는 일은 인지장애가 와도 여전히 할 수 있다.

행동을 하면 몸만이 아니라 머리도 쓰게 된다. 이것이 인지 장애의 진행을 늦추게 된 이유였다고 필자는 확신한다.

치매가 와도 죽음은 두렵다
– 의외로 사고가 적은 이유

도시는 교통량도 많고 위험한 사건도 발생한다. 따라서 도쿄 사람들의 "위험하니까"라는 말에도 일리는 있다. 하지만 인지장애 환자가 교통사고를 당하는 일은 의외로 많지 않다. 인지장애는 일종의 '유아퇴행' 성향이 있어서 치매에 걸린 후에는 죽음을 더 두려워하는 모습을 보인다. 필자는 지금까지 인지장애 환자를 6,000명 정도 봐왔는데, 교통사고로 사망한 사람은 없었을뿐더러 사고로 중상을 입은 사람도 없었다. 단지 길을 잃고 헤매다가 제방에서 떨어져 다친 사람이 있었을 뿐이다.

또 하나 벌어지기 쉬운 상황은, 고령자를 친 운전자가 피해자에게 인지장애가 있다는 사실을 알고는 "치매라서 갑자기 뛰어들었다"라고 거짓말을 하거나, 아니면 주변에서 "인지장애로 판단이 늦어져 사고를 당했을 것"이라고 함부로 단정 짓는 경우이다. 하지만 인지장애 환자도 피한다. 동물들이 그렇듯이 자동차가 오면 순간적으로 물러선다. 이것이 생존 본능이다.

이와 같은 사실로 미루어볼 때 '생전의 의사표시'만큼 믿기 힘든 일도 없다. "연명치료는 원치 않는다"라고 했던 사람이 갑자기 "역시 살려주면 좋겠어"라며 말을 바꾸는 일은 결코 드물지 않다. 그러므로 임종 직전에 "이렇게 죽고 싶어"라고 의사를 표시하기보다는 평소에 자기 소신을 굳건히 해둘 필요가 있다.

"나는 스스로 인정할 만한 만족스러운 인생을 누리고 싶으므로 약은 먹지 않겠다. 상태가 나빠지면 병원에는 가겠지만 검사는 하지 않겠다. 맛있게 먹을 수 있는 동안은 좋아하는 음식을 먹겠다. 술도 마시겠다. 담배도 피우겠다. 내 인생이고, 이제껏 사느라 애썼으니 앞으로는 내가 원하는 대로 살고 싶다."

이것이 진정한 의미의 존엄사라고 생각한다.

드디어 마지막 순간
– 의식 없이 영원히 잠자는 상태일까?

'존엄사'란 인생의 마지막 단계에서 과도한 연명치료를 하지 않고 인간으로서의 존엄을 지키면서 눈을 감는다는 뜻이다. 이 단계의 환자는 이미 스스로 의사표현을 하지 못하는 경우가 많아서 대체로 가족의 뜻을 따르게 된다. 그렇다면 당사자는 이때 어떤 상태일까?

'아마도'라는 표현을 써야 하겠지만, '죽음'은 괴로움이나 고통보다는 그저 의식이 사라지는 상태가 아닐까 추측한다. 즉, 잠에서 깨지 않는 상태이다. 그러므로 '죽음' 그 자체를 너무 두려워할 필요는 없다고 생각한다.

조금 다른 이야기를 해보자면, 사람들이 암에 걸리고 싶지 않다고 하는 이유에는 '아픔'과 '고통'에 대한 불안이 존재한다. 하지만 암 전문의에 따르면 통증이 심하고 고통스러운 암도 분명히 있지만 압도적으로 수가 적다고 한다. 일반적으로는 특별히 아프지도, 고통스럽지도 않아서 눈치도 채지 못한 채 때를 놓치고 만다. 그래서 암을 비교적 편안하게 죽음에 이르는 길이라고 하는 것이다. 물론 뼈로 전이되거나 신경을 침범하는 고통스러운 암도 있지만, 그럴 때는 통증을 완화해주는 약을 쓰면 된다.

이런 생각을 하면 '죽음' 자체가 주는 공포는 조금 줄어들지도 모른다. 자기 자신이 이 세상에서 사라져버리는 쓸쓸함이나 불안감은 당연히 있으리라. 하지만 그것은 모든 사람과 모든 생물에게 공평하게 찾아오는 자연현상이다.

사람은 태어난 순간부터 죽음을 향해 나아간다. 80세가 넘은 고령자는 그 마지막 단계에 있는 사람이다. 그러니 유종의 미를 거둘 수 있도록 자기답게 살길 바란다.

이마엽 수축으로 의욕이 상실된다
— 뇌를 써서 자극하자

인지장애는 뇌의 노화로 인해 생긴다. 기억을 담당하는 해마도 수축하지만, 감정이나 행동의 사령탑인 이마엽도 위축된다. 따라서 의욕도 감소한다.

인지장애의 본질은 이상행동을 하거나 배회하는 것이 아니라 '점차 아무것도 하지 않게 되는 것'이다. 그리고 아무것도 하지 않게 되면 인지장애가 더 빨리 진행된다. 악순환의 고리인 셈이다. 그래서 무엇보다 행동하기가 중요하다. 예를 들면, 데이케어 서비스도 그중 하나이다. 억지로라도 행동을 하다 보면 몸과 머리를 쓰게 되고, 몸과 머리를 자꾸자꾸 쓰다 보면 인지장애를 늦추는 데 효과가 있다.

본디 일본인의 국민성은 이마엽의 사용과는 거리가 멀다. 학교에서든 회사에서든 '시키는 대로만 하면 된다'는 풍조가 있기 때문이다. 진정한 의미에서 '머리를 쓰는' 것이라고 할 수 없다. 중학교와 고등학교에서는 지식 위주의 시험을 본다. 대학은 원래 고등학교 때까지 배운 내용을 의심하고 토론하는 곳인데 무조건 "교수의 말이 옳다"라고 가르친다. 회사도 대부분 상명하달의 조직 문화라서 스스로 생각하고 행동하는 인재는 틀 밖으로 삐져나와 미움을 산다. 이마엽을 단련할 기회가 극단적으로 적은 사회구조이다.

국민성이 이렇기 때문에 책을 많이 읽는 사람이 '머리가 좋다'는 말을 듣게 된다. 실은 독서를 통해 습득한 지식을 새롭게 가공하거나 자기만의 의견을 펼치는 작업이 훨씬 더 중요하건만 그런 일은 하지 않는다. 전례를 답습하는 데에만 머무르기 때문에 응용력이나 가공력이 떨어지는 것이다.

필자가 하고 싶은 말은 일본인에 대한 험담이 아니다. 오히려 그 반대이다. 고령이 된 지금이야말로 전례의 답습에서 벗어나 원하는 일이나 흥미 있는 일에 적극적으로 도전해야 한다는 뜻이다.

이마엽은 사람의 뇌 중에서 가장 큰 부위를 차지하지만 사실 거의 쓰이지 않는다. 그렇기에 80세부터라도 단련하면 충분히 기능을 향상시킬 수 있다. 사람의 뇌는 만듦새가 좋아서 수많은 세포가 네트워크를 구축하며 활동한다. 지속해서 쓰지 않으면 네트워크는 소실되지만, 반복해서 행동하면 나이에 상관없이 새로운 네트워크를 구축하게 된다. 즉, 새로운 능력을 갖추게 된다는 뜻이다.

인지장애가 심해지면 싱글벙글 웃는 얼굴
― 신이 준 마지막 기회

일본인은 꼬리표 달기를 좋아하는 국민이라고 한다. ○○ 대학 출신이다, ○○회사에 다녔다, 부장이었다, 사장이었다 등등…. 하지만 고령이 되면 과거의 꼬리표는 의미가 없다. 사장이든 사원이든, 대학교수든 자영업자든 모두 대등한 관계가 된다. 이것이 나이를 먹는 일이다.

"옛날에는 잘나갔다" 혹은 "너무 고단한 인생이었다" 하는 식으로 지난날의 자기 모습에 얽매여 있던 사람도 인지장애가 심해지면 싱글벙글 행복한 얼굴이 된다. 이것이 인지장애의 좋은 측면이다. 어쩌면 인지장애는 '신이 준 기회'인지도 모른다. 지금껏 살면서 껴입었던 옷들을 모두 벗어 던지고 본연의 자기 모습으로 돌아가기 때문이다. 거만해서 싫던 사람도 마지막에는 귀여운 모습이 된다.

인지장애는 끝이 아니다
― 삶의 지혜와 힘은 남아 있다

인지장애 환자는 다양한 의미에서 안전을 중시한다. 자동차만 피하는 것이 아니라 누구에게나 높임말을 쓰게 된다. 필자의 환자 중에는 장관을 지낸 사람도 있는데, 처음에는 '무례하다'며 화만 내던 사람이 지금은 모두에게 높임말을 쓴다. 사람을 대할 때 높임말을 쓰는 편이 무탈하다고 생각하기 때문이리라.

지갑 속에 잔돈이 늘어나는 것도 안전 지향의 태도 때문이다. 가령 콜라를 사면서 얼마인지 몰랐다가 문득 '옛날에는 40엔이었는데'라는 기억이 떠올랐다 하더라도, 혹시나 싶어 40엔(약 400원)을 내지는 못하고 1,000엔(약 1만 원)짜리 지폐를 내밀곤 하다 보니 잔돈이 늘어나는 것이다. '대는 소를 겸한다'는 안심감에서 나온 행동이다.

필시 사람에게는 '무시당하지 않게'나 '안전하게'라는 본능적 사고가 있는 듯하다. 인지장애가 되어도 이러한 사고는 남는다.

뜻밖이라 생각할지 모르나 인지장애 환자도 혼자서 생활할 수 있다. 하지 못하는 일이 앞으로 점점 더 많아지겠지만, 아직 할 수 있는 일도 많이 남아 있기 때문이다.

필자는 요쿠후카이 병원에서 근무할 때 한 달에 두 번 정도 보건소로 나가서 홀로 생활하는 인지장애 환자들을 진료하곤 했다. "옆집 할아버지가 배회한다"라거나 "쓰레기가 쌓여서 냄새가 지독하다"라는 민원들이 들어오면 왕진을 나가서 시설 입소나 병원 입원에 필요한 진단서를 작성해야만 했다. 이때의 경험을 통해 필자는 인간은 생각보다 강하다는 사실을 배웠다.

'냄새가 지독하다'며 신고가 들어온 집에 가보면 발 디딜 틈 없이 어질러져 있는 것을 볼 수 있었다. 대개 편의점의 도시락 껍데기였다. 분명 오랫동안 씻지도 않았을 것이다. 주변에서 민원이 들어올 정도였으니 집 안은 냄새가 더 지독했다. 하지만 이런 상황에서도 사람은 살고 있었다.

날마다 500엔(약 5,000원)짜리 동전이나 1,000엔(약 1만 원)짜리 지폐를 쥐고 편의점에 가서 도시락을 사 먹곤 하지만 배탈은 나지 않는다. 밥을 하지 못해도, 정리를 하지 못해도, 목욕을 하지 못해도 사람은 산다. 사람은 질기고 굳센 존재이다.

인지장애가 되면 아무것도 할 수 없다고 단정해서는 안 된다. 마지막까지 살아가는 힘, 살아내는 지혜는 남아 있다. 인간은 매우 강인하다.

4장

80세의 벽을
넘어서다

The wall
of
80 age

오래 살기가 중요할까,
남은 인생이 중요할까?

"정답은 한 개만 있는 것이 아니다. 선택지가 많으면 삶이 편해진다"라고 앞에서 말했다. 그렇다면 80세가 넘은 고령자에게 가장 중대한 선택은 무엇일까? 답은 사람마다 다르겠지만, 노년의학 전문가인 필자의 의견을 말해보기로 하겠다.

오래 살기가 중요할까, 남은 인생이 중요할까? 오직 본인만이 결정할 수 있는 문제이다.

여행을 좋아하는 이치로 씨는 다음과 같은 선택을 놓고 고민 중이다.

A: 오래 살지 못할지도 모르지만 해외여행을 가고 싶다.

B: 오래 살고 싶으니까 여행은 포기하고 집에서 안전하게 지낸다.

미식가인 료코 씨는 이런 선택으로 고민하고 있다.

A: 오래 살지 못할지도 모르지만 맛있는 음식을 먹으면서 살고 싶다.

B: 오래 살고 싶으니까 맛있는 음식도 참고 다이어트한다.

어느 쪽이 정답인지는 아무도 모른다. A를 선택하고서는 오래 살 수도 있고, B를 선택하고서는 내일 당장 죽을 수도 있다. 그러므로 본인이 결정하는 수밖에 없다.

어떻게 살지, 어떻게 살고 싶은지….

살면서 수도 없이 고민해온 문제이겠지만, 80세가 넘으면 이 말 앞에 '건강이 언제까지 유지될지 모르지만'이라는 전제 조건이 붙는다. 어느 날 갑자기 '뇌경색'이나 '인지장애'가 올 수도 있고, 느닷없이 자리보전하게 될 수도 있다. 그렇게 될 위험성이 비약적으로 증가하는 나이이기 때문이다.

그러니 지금 건강할 때 즐기도록 하자. 그래야만 면역력도 높아질 수 있다. 이것이 필자의 의견이다.

자리보전은 끝이 아니다
– 누워 있기에 가능한 일도 있다

병으로 쓰러져 자리에 눕게 되면 인생이 끝일까? 절대 그렇지 않다. 자리보전하게 되어도, 치매로 자신이 누구인지 모르게 되어도 인생은 계속된다.

필자의 지인 중에 ALS(근위축성 측삭 경화증)라는 병을 앓는 학자가 있다. 근육이 서서히 약해져서 몸을 뜻대로 움직일 수 없는 무서운 병이다. 평소 매우 정력적으로 활동하던 사람이었던지라 침대 생활로 '분명 상심이 클 텐데'라고 예상했으나, 본인은 의외로 태연했다. 몸의 자유는 잃었지만 마음은 여전히 자유로웠다.

그는 지금 ALS가 되면 세상을 보는 시각이 어떻게 달라지는지를 책으로 쓰거나 하이쿠(5·7·5의 17음으로 이루어진 일본의 전통 시−옮긴이)를 짓는 등 적극적인 도전을 계속하고 있다. 지인은 "자리보전하니 하이쿠가 떠오르게 되었다"라고 말했는데, 막상 닥치게 되더라도 그 나름대로 즐기는 방법은 있다고 다시 한번 마음에 새기게 되었다.

병에 걸릴까 미리 걱정해봐야 아무 소용이 없다. 걱정한다고 될 일이 아니다. 걸리면 걸리는 대로 상황에 맞게 대처하면 그만이다.

암은 병에 걸릴까 걱정해봐야 소용없는 가장 좋은 예일지도 모른다. 시한부 인생을 선고받으면 즐거움이 사라지게 되는가? 그렇지 않다. 암에 걸렸다 하더라도 항암치료만 받지 않는다면 마지막 2~3개월을 제외하고는 할 수 있는 일이 많다. 그러니 그사이에 마음껏 즐겨도 된다. 특히 80세가 넘은 고령자라면 이와 같은 생각의 전환이 더욱 중요하다.

'움직이지 못하게 되면 어쩌지'라고 걱정하며 살면 인생이 쓸쓸해진다. 언젠가 그런 날이 오리라 각오하고 그때까지 하루하루를 소중히 여기며 살자. 그렇게 생각하고 살아야 건강에도 이롭다.

늙고 쇠함을 받아들인다
– 잔존 기능으로 대처한다

진시황제의 이름을 들어본 적이 있을 것이다. 약 2,200년 전에 최초로 중국을 통일하고 절대적인 부와 권력을 손에 넣었던 인물이다. 모든 것을 얻은 시황제가 마지막으로 원했던 것은 '불로불사'의 육체였다고 한다. 그는 각지에서 특효약을 가져오게 하는 등 온갖 수단을 동원했지만 끝내 소원을 이루지 못했다. 마지막에는 '불사에 효과가 있다'고 알려진 수은을 넣은 약을 먹다가 사망하게 된다.

아주 옛날이야기이지만, 뛰어난 위인조차도 늙음과 죽음 앞에서는 냉정함을 유지하지 못했다는 것을 알 수 있다. 어찌 보면 우리같이 평범한 사람들이 늙음과 죽음을 두려워하고 회피하려는 것은 당연한 일일는지도 모른다. 하지만 늙고 쇠함은 반드시 다가온다. 그때는 어찌해야 할까?

'노쇠를 받아들이고 잔존 기능으로 대처한다.'

이것이 지금까지 만나온 수많은 고령자들 가운데 행복한 노후를 보내는 사람들로부터 배운 방법이다.

오늘 건강하게 걷는 사람이 일 년 후에도 그러리라는 보장은 없다. 그렇다고 해서 걷지 않는 생활만을 계속하다 보면 전혀 걷지 못하게 된다. 남은 기능을 쓰지 않으면 순식간에 쇠약해지는 것이 80세가 넘은 고령자의 무서운 현실이다. 82~83세 무렵에 급격하게 쇠약해지는 사람들이 있는데, 이들은 대개 80세를 계기로 많은 일을 그만둔 사람들이다. 질병이나 부상으로 어쩔 수 없이 그만둔 사람도 있지만, 별다른 이유 없이 집 안에만 머무는 사람 중에도 움직이지 못하게 된 사람이 많이 있다.

아직 할 수 있는 일을 스스로 포기하고 아무것도 할 수 없는 몸이 된다. 이 얼마나 안타까운 일인가.

지금부터는 '잔존 기능을 남기는 힌트' 44가지를 소개해 보려 한다. 전부 실천할 필요는 없다. 한두 가지라도 '해 볼까?' 하는 마음이 든다면 시도해보자. 시간이 날 때마다 반복해서 읽으면 도움이 되리라 생각한다.

1 걷는다. 걷지 않으면 못 걷게 된다

80대에게 가장 추천하는 운동은 '걷기'이다. 걷기는 다리의 노화를 예방해줄 뿐만 아니라 심장의 펌프 기능도 강화해준다. 그러면 뇌나 몸의 구석구석에 있는 세포에도 충분한 양의 혈액이 도달한다.

또한, 걷기 위해 외출하여 햇볕을 쬐면 '행복 호르몬'이라고 불리는 뇌내 전달물질이 분비된다. 하루에 30분 걷기가 이상적이다. 아침·점심·저녁으로 10분씩 나누어 걸어도 상관없다. 지팡이나 보행기 사용도 좋은 방법이다.

2 안절부절못할 때는 심호흡. 물이나 맛있는 음식도 효과적이다

초조나 분노는 수명을 단축하는 주요 요인이다. 자율신경에는 몸을 활동 모드로 만드는 '교감신경'과 휴양 모드로 만드는 '부교감신경'이 있다. 초조해하면 교감신경이 활발해져서 심박수나 혈압이 올라가고 위장 활동이 나빠진다. 이를 진정시키는 가장 손쉬운 방법이 심호흡이다. 뇌에 충분한 양의 산소가 도달하여 흥분을 가라앉게 하고 교감신경을 진정시킨다.

눈을 감고 숨을 깊이 들이마신 다음 충분히 내쉰다. 들숨은 온몸에 공기가 와 닿는 상상을 하면서 깊이 들이쉬고, 날숨은 몸 구석구석의 공기가 폐로 모였다가 입으로 나가는 상상을 하면서 내쉰다. 이를 반복하다 보면 심신이 안정을 되찾게 된다.

심호흡 이외에 물을 마시거나 좋아하는 음식을 먹는 방법도 효과가 있다. 소화기계가 작동하면 교감신경의 흥분을 억제할 수 있기 때문이다.

3 운동은 몸이 힘들지 않을 정도로만

운동하면서 씩씩, 헉헉 하고 호흡이 거칠어지는 현상은 심장에 과도한 부담이 간다는 증거이다. 이때 심박수와 혈압도 같이 올라가고 체내에 활성산소도 증가한다. 숨을 쉴 때 발생하는 활성산소는 세포에 손상을 입히고 노화나 암을 일으키는 원인이 되는데, 운동을 지나치게 하면 활성산소가 필요 이상으로 증가하여 몸에 커다란 부담을 주게 된다.

또한 무리한 운동은 근육이나 관절, 뼈를 상하게 하기도 한다. 그렇게 되면 몸을 움직일 수 없어서 도리어 근력이 약해진다.

4 에어컨을 틀고 물을 마셔서 폭염으로부터 목숨을 지켜라

일사병이나 탈수증상은 고령자 사망의 주요 요인 중 하나이다. 겨울철에 감기로 사망하는 사람보다도 그 수가 더 많다. 해마다 일사병으로 1,000명 정도가 사망하는데, 그중 80퍼센트가 65세 이상이다. 일사병이 생기는 이유는 온도에 대한 감각이 둔화되거나 체온조절이 순조롭지 않아서이다.

신장 기능의 저하나 혈압강하제의 이뇨 작용으로 인해 체내에 수분이 부족해져서 발생하기도 한다. 자각증상 없이 가벼운 탈수증상으로 시작해서 일사병에 이르는 사례도 있으니, 여름철에는 에어컨을 틀고 수분 보충을 철저히 하자. "에어컨은 아깝다"라며 참는 사람이 있는데, 아끼다가 돌이킬 수 없는 손해를 보게 될 수도 있다.

5 기저귀를 부끄러워 말라. 행동반경을 넓혀주는 우군이다

배뇨 문제로 고민하는 사람도 있으리라. 하지만 이 문제는 '어쩔 수 없이' 받아들이는 수밖에 없다. 배뇨를 위해 사는 것이 아니기 때문이다. 대기업 사장, 음악가, 영화감독 등 기저귀를 차고서도 사회적으로 성공한 사람은 얼마든지 있다. 기저귀로 바꾸면 배뇨를 걱정하지 않아도 되기 때문에 자기

일에 전념할 수 있고 활동 범위도 늘어난다.

배뇨 기능은 약해졌지만 그 밖의 뛰어난 능력은 아직 많이 남아 있다. 한 가지 능력의 쇠퇴를 상징적으로 받아들여 '이제 인생은 끝이다'라고 생각하지 말고, '이 능력은 약해졌지만 저 능력은 문제없다'라고 생각하며 당당해지도록 하자.

6 씹으면 씹을수록 몸과 뇌는 깨어난다

고령이 되면 위장 활동이 약해져서 소화 흡수 능력이 떨어진다. 이를 보충해주는 방법이 '씹기'이다. 음식이 잘아지고 침도 많이 나오기 때문에 위장의 부담을 줄여줄 뿐만 아니라 소화 흡수 기능도 향상된다.

또한 충분히 씹어서 깨물근(턱 주위의 근육)을 움직이면 뇌에도 자극이 간다. 나아가 충치나 치주염, 흡인폐렴의 예방에도 효과적이다. 꼭꼭 씹으면 포만감을 높이는 효과가 있어서 과식을 방지하고 적당량을 섭취할 수도 있다.

7 기억력은 나이 때문이 아니라 쓰지 않아서 떨어진다

일반적으로 고령이 되면 기억력이 저하된다고 한다. 이를 부정하기는 쉽지 않지만, 무조건 "나이가 들면 기억력이 떨어진다"라고 단정할 수는 없다. 왜냐하면 젊은 사람이라 하더라도 '기억력이 떨어졌다'라고 자기암시를 하면 기억력이 저하되기 때문이다.

기억력은 '나이가 들어서'가 아니라 '기억할 마음이 없어서' 떨어진다. '기억해야지'라는 의욕이 상실되어 기억하지 못하게 되는 것이다. 이를 예방하기 위해서는 기억력이 떨어졌다고 한탄하지 말아야 한다. 그리고 바로 기억나지 않는다고 바로 포기하지 말고, 기억의 실마리를 더듬어서 떠올리려 노력해야 한다.

몸의 근육은 사용하지 않으면 쇠퇴한다. 뇌도 마찬가지이다. 끊임없이 사용해야 퇴화하지 않는다.

8 약을 점검하자. 참고 먹을 필요는 없다

"약은 독이다." 단순한 반어적 표현이 아니라 많은 의사들이 종종 놓치는 진실이다. 확실히 약은 증상을 개선하지만, 약을 먹어야 오래 사는지는 알 수 없다.

모든 약을 끊으라는 말은 아니지만, 적어도 "검사 수치가 나쁘다"라며 처방된 약은 80세가 지난 고령자라면 다시 고민해보도록 하자. 의사가 말하는 정상 수치에 너무 얽매이지 않아도 된다.

일상생활의 활동 수준이 떨어지지 않을 정도로만 약을 복용하길 권한다. 만약 약을 먹고 '몸이 좋지 않다'라고 느낀다면 참고 먹을 필요가 없다.

9 혈압, 혈당치는 낮추지 않아도 된다

혈압, 혈당치, 콜레스테롤 수치를 내리는 약은 동맥경화를 예방하거나 심근경색, 뇌경색, 뇌졸중 등의 위험을 낮추는 데 효과가 있다. 그러나 80세가 넘은 고령자가 이 약을 복용하면 몸이 나른해지거나 머리가 멍해지는 등 활력을 잃는 경우가 생긴다. 또한, 면역 기능이 떨어져서 감염증이나 암의 발병 위험이 높아질 우려도 있다. 즉, '혈관계 질병'과 '그 밖의 질병' 가운데 어느 쪽을 선택하느냐의 문제가 생기는 것이다.

필자는 '건강하게 오래 살고 싶다면 혈압, 혈당치, 콜레스테롤 수치를 약으로 정상치까지 떨어뜨리지 않는 편이 낫다'라고 생각한다.

10 고독은 외로움이 아니다. 홀가분한 시간을 누리자

나이가 들면 가까운 사람들의 부고를 많이 접하게 된다. 고독을 느끼고 우울해지는 사람도 늘어난다. 하지만 사람은 원래 혼자 태어나서 혼자 죽는다. 즉, 인간은 본디 고독한 존재이다. 다만, 지금 일본에서 '진짜 고독한 상태'에 놓이는 사람은 거의 없다. 집 밖으로 나가면 사람들이 있고 병원이나 돌봄 시설도 있다.

'외롭다'라고 마음을 닫지 말고 사람들과의 교류를 가져보자. 나이가 들수록 혼자 보내는 시간이 늘기는 하겠지만, 외롭다고 느끼지 말고 아무도 신경 쓰지 않고 자유로이 보낼 수 있는 시간이라고 생각을 전환해보자.

11 땡땡이는 부끄러운 일이 아니다. 억지로 참고 하지 않을 필요는 없다

고령자 중에는 성실한 사람이 많아서 '한 번 정한 일은 끝까지 하는' 성향을 지닌 사람이 적지 않다. 하지만 이는 젊은 사람들이 사는 법이다. 80세가 되면 자유를 제약하지 말고 몸이 내는 목소리나 자신의 솔직한 마음에 귀를 기울이도록 하자. '오늘은 하기 싫다'라는 마음이 들면 게으름을 부려도 된다. '쉬고 싶다'라는 생각이 들면 쉬어도 된다. 참지 말고 마음이 편한 쪽으로 행동하자.

12 운전면허는 반납하지 않아도 된다

경찰청에서 발표한 '원동기 이상의 면허를 지닌 연령층별 사고 건수(2018년 교통사고 현황)'에 따르면 사고를 가장 많이 내는 연령은 16~19세로 1,489건이고, 다음이 20~24세로 876건이다. 한편 고령자는 80~84세가 604건, 85세 이상이 645건, 70대가 500건 전후이다. 즉, 고령자만이 위험한 존재가 아니라는 뜻이다.

고령 운전자에게만 인지장애검사를 의무화하고 '면허를 반납하라'며 사회적으로 무언의 압력을 가하는 것도 차별이다. 획득한 권리를 간단히 내어주어서는 안 된다. 80세가 넘은 고령자는 현재 할 수 있는 일이나 가지고 있는 능력을 되도록 유지해야 한다.

참고로, 한 조사에 따르면 80대의 대부분이 "자동차 운전에 자신이 있다"라고 대답했다고 한다. 과신은 사고의 원인 중 하나이다. 운전할 때는 정신을 바짝 차리자.

13 좋아하는 일을 한다. 싫어하는 일은 하지 않는다

좋아하는 일을 하고 싫어하는 일은 하지 않는 것, 이것은 80세가 넘은 고령자의 기본자세이다. "사실은 하고 싶은데 참는다" 혹은 "사실은 하기 싫은데 참는다"와 같은 태도는 지금 당장 그만두길 권한다. 80대는 어느 날 갑자기 움직이지 못하게 될 위험을 항상 안고 있기 때문이다. '아아, 그때 할 걸 그랬다'라고 후회하는 일이 없도록 하루하루를 알차게 보내자.

14 성적 욕구는 당연한 일. 부끄러워하지 않아도 된다

"여성은 재가 될 때까지"라는 말이 있다. 에도시대의 막부 행정관인 오오카 에치젠이 자신의 어머니에게 "여성의 성욕은 언제까지 계속되나요?"라고 물었더니 어머니가 묵묵히 화로만 뒤적였다는 이야기에서 유래한 말이다. 사실인지 아닌지는 정확히 알 수 없다.

여성이든 남성이든, 고령자 중에는 성욕이 있는 사람도 있고 없는 사람도 있다. 다시 말해, 개인차가 크다. 성욕이 있다는 사실을 부끄러워할 필요는 없다. 성욕이 있는 동안은 애써 자제할 필요도 없다. 언제까지 계속될지는 알 수 없지만, 자신에게 있는 능력과 의욕을 포기하지 않는 자세는 80세 이상의 고령자에게 가장 중요한 요소이다. 물론 기본적으로 남들에게 폐를 끼치거나 억지로 강요하거나 범죄를 일으켜서는 안 된다.

15 밖으로 나가자. 틀어박히면 뇌가 우울해진다

80세 이상의 고령자에게 가장 적당한 운동은 '걷기'이다. 하지만 코로나19 대유행으로 집에 머물기가 권장된 이후로 외출을 삼가는 사람이 늘어났다. 그 결과 우울증이나 인지장애 환자는 물론이고 '기력이 떨어지고 의욕이 감소한 사람들'도 증가했다. 그 원인 중의 하나가 세로토닌이라는 신경전달물질의 분비량 감소이다.

세로토닌은 '행복 호르몬'이라 불리며 의욕이나 행복감을 높여주는 역할을 한다. 햇볕을 쬐거나 즐거운 일을 하면 더 많이 방출된다고 알려져 있다. 집 안에서만 지내면 근력이 약해지고 세로토닌의 양도 줄어든다. 그렇게 되면 무력감이나 불안, 스트레스를 느끼기 쉽다.

16 먹고 싶으면 먹어라. 통통한 편이 적당하다

거듭 말하지만, 세상의 수많은 데이터가 '조금 살찐 사람이 오래 산다'는 결과를 보여주고 있다. 80세가 지난 고령자는 대사증후군을 걱정하기보다는 통통한 상태를 유지할 수 있도록 먹고 싶은 음식을 먹어야 한다.

17 '조금씩' '자주'가 딱이다

80대가 되면 자유로운 시간이 늘어나지만, 반대로 근력이나 장기의 기능은 떨어진다. 이런 모순되는 상황을 해결하는 방법이 '조금씩'이다. 조금씩 먹고, 조금씩 걷고, 조금씩 자는 것이다. 예를 들면, 한꺼번에 배불리 먹지 말고 조금씩 먹는다. 한 번에 내리 30분을 걷지 말고 아침·점심·저녁으로 10분씩 나누어 걷는다. 시간은 충분하므로, 무리하지 말고 조금씩 자주 하는 생활방식으로 전환해야 몸과 마음이 편안해진다.

18 인간관계를 점검한다. 싫은 사람과는 어울리지 말라

80대가 되면 자연히 싫은 인간관계로부터 해방될 수 있다. 좋아하는 사람이나 마음이 맞는 사람을 정기적으로 만

나는 것이 이상적이지만, 대개는 누군가를 만나는 일이 점점 귀찮아져서 외출을 꺼리게 된다. 이러한 경향은 남성 호르몬의 감소와 관련이 깊어서, 남성들에게서 특히 두드러진다.

80이 넘은 고령자에게 사람들과의 만남은 '양날의 검'과도 같다. 심신의 건강과 노화 예방을 위해서는 사람들과의 교류가 중요하지만, 무리한 교류는 오히려 적잖은 스트레스가 되기 때문이다. 직접적인 만남은 아니지만, 인터넷에 자신의 의견을 올리거나 취미와 관련된 정보를 공유하는 방법도 있다. 어쨌든 무리한 교제는 그만두고 스트레스가 없는 관계는 지속한다.

19 텔레비전을 버려라. 밖으로 나가자

필자는 평소 '텔레비전은 바보상자'라고 생각해왔다. 그런데 지금의 80대는 텔레비전이 처음 보급되던 그 시기를 살아온 '텔레비전 세대'로, 온종일 텔레비전을 틀어놓고 별생각 없이 보는 사람이 많다. 하지만 이런 생활을 계속하면 사고력은 저하되고 뇌(특히 이마엽)와 신체 기능은 퇴화한다.

텔레비전을 끄고 밖으로 나가보면 어떨까? 바깥세상은 신선한 자극으로 가득해서 당신의 마음과 몸, 그리고 뇌를 건강하게 해준다.

20 투병보다는 병과 함께. '재택 돌봄'이라는 선택지도 있다

조금 심각한 이야기를 해보자. '재택 돌봄'이란 암처럼 사망 시기를 예견할 수 있는 환자가 남은 시간을 집에 머무는 채로 좋아하는 일도 하고 좋아하는 음식도 먹으면서 마지막을 맞이한다는 뜻이다. 즉, 투병이 아니라 '병과 함께'이다. 기간은 수개월에서 일 년 정도인데, 환자가 거의 마지막까지 신변정리나 대화를 할 수 있으므로 가족의 부담이 비교적 덜하다. 물론 몸 상태가 급변할 때를 생각하면 병원에 머무는 편이 더 안심이겠지만, 남은 시간을 자기답게 보낼 수 있다는 장점이 있다.

가족의 협력이나 생활환경의 정비, 의사나 요양보호사와의 조정도 필요하겠지만 필자는 '재택 돌봄'에 적극적으로 찬성한다. 다만, 언제까지 계속될지 그 끝이 확실하지 않으므로 '재택 돌봄' 중에는 너무 무리하지 않길 바란다.

21 고령자의 마법 주문 '어떻게든 되겠지'

80세가 넘으면 신체의 부자유, 컨디션 난조, 지인의 부고 등 갖가지 시련들이 끊임없이 닥쳐온다. 그래서 "더는 못 하겠어" 혹은 "이젠 틀렸어" 하는 부정적인 사고에 빠지기 쉽다. 하지만 이와 같은 부정적인 사고는 몸과 뇌의 노화를 촉진하는 원인이 된다.

부정적인 사고에 빠지려 할 때 도움이 되는 말이 "어떻게든 되겠지"이다. 겨우 이 한마디가 뇌내의 도파민이라는 '활력 호르몬'의 분비를 촉진시켜 사고력이나 의욕을 높여준다. 뇌는 의외로 단순해서 자기 말을 믿으려는 성질이 있기에 "어떻게든 해보자"라며 힘을 내게 된다.

22 고기를 먹자. 저렴한 붉은 고기가 좋다

90세, 100세가 넘어서도 건강한 사람들 중에는 고기를 좋아하는 사람들이 적지 않다. 소고기나 돼지고기에는 '세로토닌'이라는 '행복 호르몬'의 원료가 되는 물질이 들어 있어서 건강의 밑거름이 된다. 또한 고기의 단백질은 근육이나 뼈, 혈관 등의 재료가 되므로 건강한 몸을 만들기 위해서는 반드시 필요하다. 고기를 먹지 않으면 단백질 결핍이 생기고, 근육량이나 골밀도가 줄어들어 낙상이나 골절의 위험이 높아진다.

23 입욕은 너무 뜨겁지 않게 10분 이내로

욕조 안에서 일어나는 고령자 사망 사고는 교통사고의 두 배라고 한다. 특히 겨울철에 많이 발생하며, 급격한 온도차가 원인이다. 겨울철에 옷을 벗으면 추위 때문에 혈관이 수축되어 혈압이 순식간에 치솟는다. 그 상태로 욕조에 들어가면 몸이 따뜻해지면서 혈관이 확장되고 혈압이 빠르게 떨어지는데, 그러면 뇌내에 혈액이 부족해져 빈혈 현상이 일어나기도 하고 자칫하면 의식이 흐려지면서 욕조에 빠지게 될 수도 있는 것이다.

이를 예방하기 위해서는 너무 뜨겁지 않은 물에 몸을 담가야 한다. 뜨거운 물을 선호하는 사람은 처음에는 물 온도를 낮게 했다가 탕에 들어간 후에 뜨거운 물을 섞어서 온도를 올리는 것이 좋다. 몸을 담그는 시간은 5분 정도가 알맞고, 길어도 10분을 넘지 않도록 해야 한다. 조금씩 천천히 몸을 일으켜야 한다는 점도 잊지 말자. 가족과 함께 사는 사람은 "목욕하러 들어간다"라고 한마디 해두길 바란다.

24 잠이 오지 않으면 자지 않아도 된다

나이가 들면 들수록 잠이 줄어들어 숙면을 취하기가 어려워진다. 고령자 중에는 수면유도제를 복용하는 사람들도 많다. 하지만 수면유도제는 잠이 잘 오게 하는 약이라서 한밤중에 깨는 사람에게는 효과가 없다. 이뿐만 아니라, 잠자리에서 일어날 때 다리가 휘청거려 낙상이나 골절을 당할 위험이 있고 최악의 경우 자리보전까지 하게 될 수도 있다.

본래 수면제는 복용할 필요가 없는 약이다. 불면증으로 죽는 사람은 없기 때문이다. 자리에 누우면 본인은 잠이 오지 않는다고 생각하겠지만 실은 자는 것이다. 밤에 잠이 오지 않는다면 낮에 자면 그만이다. 취침이나 기상 시간에 얽매이기보다는, 피곤하면 자고 졸리면 자는 방식이 80세가 넘은 고령자에게는 적합하다.

25 두뇌 훈련보다는 즐거운 일이 뇌에 좋다

두뇌 훈련은 효과가 한정적이라는 사실이 몇 년 전쯤에 밝혀졌다. 두뇌 훈련을 지속한다 해도 특정 종목의 점수만 올라가고 그 밖의 종목은 올라가지 않는 것이다. 즉, 뇌가 전체적으로 활성화되는 것이 아니라 특정 문제를 푸는 기능만

강화될 뿐이다.

한편, 재미없는 일을 하면 뇌가 활성화되지 않는다는 연구도 있다. 반대로 즐거운 일을 하면 뇌가 활성화된다. 치매를 예방하겠다고 무리하게 무언가를 한다 해도 즐거움을 느끼지 못한다면 효과를 기대하기 어렵다.

26 하고 싶은 말은 거리낌 없이. 말하고 나면
마음이 가벼워진다

정신과 의사라는 직업의 특성상 지금까지 수많은 고령 환자의 사연을 들어왔다. 실로 다양한 '사연'들이 있었는데, 이것들이 필자의 인간관이나 인생관에 영향을 주었다. "재미없는 이야기죠?"라고 말하는 환자도 있었지만 전혀 그렇지 않다. 모든 이야기가 깨달음과 배움의 씨앗이 되어주었다.

그러니 자신 있게 이야기해도 된다. 이야기를 나눌수록 사이가 좋아지고 기분 또한 밝아진다. 또 좀 싫어한다 한들 상관없다. 재미있게 이야기하면 상대방도 즐거워할 것이고, 즐거워하는 기색이 없는 사람과는 무리하게 관계를 맺을 필요가 없다.

27 병원과 주치의를 정해둔다

80대에게 병원은 피해 갈 수 없는 장소이다. 그러니 되도록 단골 병원(주치의)을 정해두도록 하자. 집에서 가까운 내과 의사(이른바 동네 의사나 방문진료 의사)를 추천한다. 대학병원보다 임상 경험이 풍부하고 통합적인 관점에서 건강을 고려하는 의사가 많기 때문이다. 몸, 컨디션, 가족 등등 무엇이든 정확하게만 말하면 그에 알맞은 조언을 해줄 것이다.

물론 태도가 거만하거나 자신과는 결이 맞지 않는 동네 의사도 있다. 그럴 때는 다른 의사를 찾아보도록 하자.

28 불량 노인이어도 된다. 사람 좋은 척하면 건강이 불량해진다

불량이라 해도 70대, 80대가 되면 10대 같은 자포자기적인 행동은 하지 않을 것이다. 여태까지 사람들의 눈치를 살피고 사양하느라 하고 싶은 일을 참으며 살아왔다. 튀지 않아야 살기 편하기 때문이다. 그런데 80세가 넘은 사람이 참거나 무리하게 되면 몸과 마음이 지치고 건강이 나빠진다. 지금까지 애쓰고 고생하며 살아왔으니 앞으로는 원하는 대로 살아보자. "나는 불량 노인이니까"라고 웃으며 말한다면 주변에서도 이해하리라. 많은 일들이 편해지고 살아가기가 수월해진다.

29 변절을 두려워 말라. 조석변개는 대환영이다

코미디언 다카다 준지를 아는가? '미스터 무책임' 혹은 '적당남'이라 불리는 사람이다. '적당'을 나쁜 의미로 해석하는 사람이 있는데, 당치도 않다. 사전을 찾아보면 "조건이나 이치에 들어맞거나 어울리도록 알맞음"이라고 되어 있다. 이얼마나 멋진 말인가. '적당한 사람'이란 사고가 유연하고 처신이 적절한 사람이다.

예전에 어떤 텔레비전 프로그램에 출연했을 때, 영화감독이자 코미디언인 기타노 다케시(비트 다케시)가 쉬는 시간에 이런 말을 했다.

"와다 선생님, 많은 사람이 자리보전하면서까지 살고 싶지 않다고 말하고는 하지만 말짱 다 거짓말이에요. 왜냐하면 우리 할머니가 생전에 '다케시, 내가 자리 깔고 눕게 되거든 나를 죽여주렴'이라고 했었는데, 정말로 자리보전하게 되자 '다케시, 의사에게 돈은 싸서 보냈니?'라고 했거든요."

그러고는 둘이서 한바탕 웃었는데, 이런 식의 변절도 전혀 상관없다. 이것이 바로 '인간다움'이다. 누구에게나 죽음은 두려운 것이다.

평소에 '연명치료는 싫다'고 했던 사람이 인지장애가 된 후에는 연명해줄 것을 요구하기도 한다. 자기 마음에 솔직해지기 때문이다. 아침에 한 말을 저녁에 뒤집기도 한다. 그 사이에 여러 생각을 하기 때문이다. 사람의 마음이 이리저리 변하는 것은 어찌 보면 당연한 일이다.

30 치매가 나쁜 일인 것만은 아니다

지금까지 진료한 고령의 인지장애 환자들 가운데 불행해 보이는 사람은 거의 없었다. 오히려 과거의 싫었던 기억을 잊고 온갖 굴레에서 벗어나 빙긋빙긋 웃으면서 평온하게 지내는 사람이 많았다. 치매란 신이 내린 선물인지도 모른다.

31 배우기를 멈추면 늙는다. 행동은 배움의 스승이다

다음은 '자동차왕'이라 불리는 헨리 포드의 말이다.

"20세든 80세든 배우기를 멈춘 사람은 이미 늙었고 배움을 놓지 않는 사람은 언제까지나 젊다."

정말로 맞는 말이다. 필자가 보아온 80세 이상의 건강한 고령자들은 예외 없이 '배우기'를 즐기며 항상 무언가에 관심을 가지고 행동하는 사람들이었다. 행동에는 생각이 따르고, 실행하다 보면 반드시 깨달음이 있다. 잘되든 못되든 다음 단계로 나아가는 밑바탕이 된다. 배움이란 누군가가 가르쳐주는 것이 아니라 스스로 터득하는 것이라고 필자는 인생의 선배들로부터 배웠다.

32 겉치레는 필요 없다. 있는 대로 산다

'지금 가진 능력을 소중히 하고, 남아 있는 능력으로 살아간다.' 이때 중요한 자세가 겉치레하지 않기이다. 예를 들면, 보조기구가 있으면 걸을 수 있는 사람이 "지팡이를 짚으면 모양새가 나지 않아" 혹은 "보행기는 꼴불견이다"라면서 걷기를 포기해버린다면 머지않아서 완전히 걷지 못하게 될 것이다. 이것이 80대의 무서움이다.

'없는 것'을 '있는 것'처럼 꾸미는 일이 겉치레이다. 80세의 벽을 넘어서는 비결은 '없는 것'을 인정하고 '있는 것'을 소중히 하는 자세이다.

33 천진난만은 늙음의 특권이다

고령자는 어떤 행동을 시작할 때 뒤로 물러서는 경향이 있다. '이 나이에' 혹은 '인제 와서'라는 생각에 포기해놓고는 속으로 얼마간 후회하기도 한다. 그렇다면 이렇게 해보면 어떨까?

만약 누군가 권하는 사람이 있다면 일단 해본다. 모든 일을 다 해보기보다는 '해본 적은 없지만 재밌겠다'라는 생각이 드는 일을 골라서 한다. 사려분별이니 위엄이니 하는 거추장스러운 갑옷은 벗어버리자. 천진난만한 아이라도 된 듯이 "재밌겠다, 해보고 싶다"라고 말한다. 그러고는 어린아이처럼 주변 사람들에게 기대보기도 하고 깊이 빠져도 보자. 하기 싫으면 관두면 그만이다. 인생 경험이 풍부한 고령자만의 천진난만함을 누려보자. 이것이 인생의 달인다운 삶의 자세이다.

34 귀찮은 일일수록 재미있다

지금까지 필자는 싫은 일은 참으면서 할 필요가 없다고 했다. 그런데 모순되게 들릴지도 모르겠지만 귀찮은 일일수록 더 보람차고 재미도 있다. 귀찮은 데다 싫기까지 하다면 애초에 그냥 패스하면 된다. 조금이라도 흥미가 느껴진다면 일단 해보자. 그리고 재미가 있다면 조금 더 해보자.

이렇게 점차 깊이 들어가는 방법도 있지만, '역시 무리다'라는 생각이 든다면 그만두면 된다. 주위에서 당황스러운 웃음을 짓는다면 "어쩔 수 없죠"라며 고령자만이 받을 수 있는 주변 사람들의 관대함을 누리자.

35 더 많은 빛을. 빛은 뇌를 즐겁게 한다

"더 많은 빛을!" 독일의 문호 괴테가 남긴 마지막 말로 유명하다. 이어서 "창문을 열어다오"라고 했다는 설도 있는데 확실치는 않다. 괴테가 왜 빛을 원했는지는 알 수 없지만, 필자는 빛이 노후의 열쇠라고 생각한다.

햇볕 쬐기는 '행복 호르몬'인 세로토닌을 늘리는 가장 손쉽고 좋은 방법이다. 세로토닌이 증가하면 '의욕이 생긴다', '쾌감이 증가한다', '기분이 밝아진다', '마음이 평온해진다', '투지가 샘솟는다'와 같은 현상이 생기고, 반면 세로토닌이 감소하면 '우울증이 생긴다', '충동적이 된다', '몸의 통증이나 컨디션 난조를 겪기 쉽다', '무기력해진다', '감동이 줄어든다'와 같은 증상이 나타난다.

산책처럼 외출하는 방법이 햇볕 쬐기에 이상적이지만, 베란다에 나가서 가볍게 체조를 하거나 일광욕을 하는 것만으로도 효과가 있다. 장기간 집에 머무는 동안에도 최소한 하루에 15분, 일주일에 3번 정도는 자연광을 쬐도록 하자.

36 경험을 살려 다른 사람들에게 도움을 준다

젊을 때는 돈이나 지위로 사람을 모을 수 있지만 나이가 들면 쉽지 않다. 결국 그 사람의 삶의 태도가 중요해진다. 고령의 입원 환자 중에는 문병객이 많은 사람도 있고 거의 없는 사람도 있다.

지금까지 이 책에서는 자기 마음이 가는 대로 사는 편이 좋다고 강조했다. 그렇다고 제멋대로 행동하거나 다른 사람에게 상처를 주면서 살라는 말이 아니다. 그렇게 산다면 주위에 아무도 남지 않게 될 것이다. 그래도 상관없는 사람이라면 OK이다. 하지만 외로워서 싫다면 '남들을 돕는다'라는 마음으로 살면 어떨까.

구체적으로 어떤 방법으로 도움을 줄 수 있을까? 자기 경험을 살리면 된다. 고령자의 경험은 젊은 세대에게는 삶의 힌트가 된다. "○○해라"라고 설교하지 말고, "○○했더니 이렇게 됐다"라고 친절하게 일러주도록 하자. 경험은 돈으로도 살 수 없다. 경험에는 지혜가 가득 담겨 있다. 인생에서 얻은 보물이다. 그것을 나누어주자.

37 여유로운 오늘을 산다. 끝은 정하지 않는다

지금까지의 인생은 하루하루가 바쁘고 'ㅇㅇ해야 하는데'라며 무언가에 쫓기듯 살아왔으리라. 하지만 80세부터는 다르다. 천천히 하루를 살아도 된다. 'ㅇㅇ을 한다', '언제까지 한다'와 같은 목표나 기한을 정할 필요도 없다.

80세 이후에는 마음이 흐르는 대로 산다. 그렇게 평온한 나날을 보내며 나도 모르는 사이에 80세의 벽을 넘어서는 것이 이상적인 방법이다.

38 욕망은 장수의 원천이다. 무미건조한 삶은 100년 후에

일본인은 '나이가 들면 시들어버린다'라고 생각하는 경향이 있다. 하지만 전혀 시듦을 걱정할 필요가 없다. 왜냐하면 생명의 불씨는 꺼질 때까지 계속해서 타오르기 때문이다. 그 원동력은 '욕망'이다. 인간에게 욕망이란 생명력의 근원이자 진화의 원동력이다.

욕망을 버리지 말자. 자신에게 욕망이 존재한다면 '내 삶은 아직 시들지 않았다'라고 여기며 기뻐하자. 물론 범죄에 연루되거나 다른 사람에게 상처를 입혀서는 안 된다.

39 낙천주의는 고령일수록 필요하다

나이가 들수록 '낙천주의'로 살아야 한다. 오래 살다 보면 어쩔 수 없이 수많은 시련들을 겪어야 하기 때문이다. 그 고비들을 넘으려면 지나치다 싶은 낙천주의가 적당하다.

40 '릴렉스 호흡법'으로 노화를 퇴치하자

인기 애니메이션 〈귀멸의 칼날〉을 아는 사람도 있으리라. 사람을 잡아먹는 귀신과 그 귀신을 잡으려는 귀살대의 싸움을 그린 만화이다. 주인공 카마도 탄지로를 비롯한 귀살대 대원들은 독자적인 호흡법을 통해 초인적인 힘을 발휘한다. 고령자들도 이를 본떠서 '릴렉스 호흡법'을 습득하여 귀신 퇴치가 아닌 '노화 퇴치'를 시도해보면 어떨까. 방법은 간단하다. 심호흡을 반복하면 된다.

먼저 차분히 코로 숨을 들이마신다. 들이마신 공기를 폐가 아니라 아랫배까지 내려보낸다. 자연히 배가 불룩해질 것이다. 충분히 들이마셨다면 이번에는 입으로 숨을 내쉰다. 하아, 하고 천천히 내쉬면서 뱃속의 공기를 남김없이 뱉어낸다. 그리고 다시 코로 숨을 들이마신다. 이 과정을 반복하면 된다. 의자에 앉아서 해도 되고, 잠자기 전이나 일어나기 전에 침대에 누워서 해도 된다.

릴렉스 호흡법은 흔히들 복식호흡이라고도 한다. 이 호흡을 하면 신기하게도 마음이 차분해지며 혈액순환을 촉진시키고 위장을 비롯한 내장 기관의 기능을 높여준다고 한다. 그러니 생활 속에서 습관화하길 바란다.

41 규칙은 자신이 정한다

사회생활을 하기 위해서는 당연히 정해진 규칙을 따라야 하지만 일상생활 속의 규칙은 자기 자신이 스스로 정해야 한다. 필자는 다음의 두 가지를 추천한다.

① 할 수 있는 일은 스스로 한다.
② 싫은 일을 억지로 참고 하지는 않는다. 원하는 일을 한다.

구체적인 내용은 지금까지 이 책에서 말한 그대로이다. 전

부 다 할 필요는 없다. 한두 가지라도, 괜찮아 보이거나 마음
이 가는 내용이 있다면 시도해보길 바란다.

42 '렛 잇 비'로 산다

80대라면 젊어서 비틀스에 열광했던 사람도 많으리라. 일
본 방문이 1966년이었으니까, 지금의 80세가 24세였을 때의
일이다. 〈렛 잇 비(Let it be)〉는 비틀즈의 대표적인 명곡으로,
'있는 그대로', '흘러가는 대로'라는 뜻이다.

아무리 후회해도 지난날은 돌아오지 않는다. 내일 일은
아무도 모른다. 내일은 내일의 바람이 분다. 그것이 인생이
다. 그러므로 자신의 인생을 있는 그대로 받아들이기만 하
면 된다. 어떤 것이라도 두려워하거나 걱정하지 말자. 원하
는 일을 하고, 먹고 싶은 음식을 먹고, 만나고 싶은 사람을
만나고, 하고 싶은 말을 한다. 그리고 휘파람이라도 불면서
마음 가는 대로 오늘을 산다. 80세가 넘은 고령자라면 그렇
게 살아도 된다.

43 늙음보다는 밝음. 이것이 사랑받는 이유이다

의료 현장에서 오랫동안 고령자를 지켜보다 보니 두 가지

타입의 사람이 있음을 알 수 있었다. '치매라도 사랑받는 사람'과 '치매라서 꺼려지는 사람'이다.

사람은 오래 살면 언젠가는 치매에 걸린다. 그렇다면 '사랑받는 치매'를 목표로 하면 어떨까. 그러면 신기하게도 활기찬 하루하루를 보낼 수 있다. 늙음이 아닌 '밝음'의 효과는 다양하다. 치매를 늦출 뿐만 아니라 불안감이 줄어들어 마음이 안정되고 인간관계도 원만해진다.

44 웃으면 복이 온다

19세기 미국의 심리학자 윌리엄 제임스가 한 말로 이 장을 마치려 한다.

"행복해서 웃는 것이 아니라 웃어서 행복해지는 것이다."

인간의 뇌와 행동은 연결되어 있다. 슬픈 생각을 하면 슬픈 얼굴이 되고, 어려운 생각을 하면 찌푸린 얼굴이 된다. 즐거울 때는 웃는 얼굴이 된다. 그런데 이는 순서를 바꾸어도 마찬가지이다. 먼저 웃으면 뇌가 기분이 좋아져서 즐거운 일을 생각하기 시작하는 것이다. 매일 아침 거울을 보고 웃는 표정을 지어보면 어떨까. 하루가 행복한 기분으로 시작될 것이다.

인생 100년의 벽도 넘어서다

이해할 수 없는 일이 도처에
― 고령자는 화낼 자격이 있다

'80세가 되면 참지 말고 하고 싶은 일을 한다.'

지금까지 여러 차례 강조했고, 그 이유도 설명했다. 특히 지금의 80대는 일본이 밑바닥을 딛고 올라와 세계의 정점에 이르는 과정을 지탱해온 세대이다. 그 노력에 어울리도록 밝고 즐거우며 자유로운 노후가 되기를 필자는 진심으로 바란다. 따라서 지금보다 더 자신들의 의견을 주장해도 된다고 생각한다. 이는 고령자 자신만이 아니라 후세에게도 도움이 되는 일이다.

예를 들어, 연금의 수급개시 연령이 높아지는 문제에 대해서도 더 이의를 제기해도 된다. 본래 정년퇴직과 국민연금 수급은 한 세트가 되어야 한다. 노동에서 해방되는 대신 연금을 통해 경제적 자유를 보장받기 때문이다. 취미생활을 하든, 봉사활동을 하든, 일을 계속하든 모두 개인의 자유이다. 노후의 삶을 자유로이 선택하고 안심하고 살 수 있도록 설계된 제도가 국민연금인데, 아무렇지도 않게 "부부가 여유로운 노후생활을 하기 위해서는 2,400만 엔(약 2억 4,000만 원)의 저축이 필요하다"라고만 말할 뿐이다. 국고에 돈이 없다는 말도 안 되는 이유로 국민과의 약속을 휴지조각처럼 내팽개치고 있다. 이는 국가적 사기나 다름없다.

지금 일본에는 1,000조 엔(약 1경 원)의 빚이 있고 복지 때문에 재정이 심각해졌다고 하는 주장에도 반론의 목소리를 낼 필요가 있다. 일본에 부채가 많은 이유는 고령자 때문이 아니다. 정치인들이 필요 이상으로 지방의 공공사업에 돈을 뿌려댔기 때문이다. 이를 허울 좋은 복지정책으로 포장하여 고령자 탓으로 돌리고 있다.

장기요양보험도 마찬가지이다. 장기요양보험은 매달 보험

료를 내는 대신 장기요양이 필요한 때에 돌봄을 받을 수 있도록 한 제도이다. 그런데 공공노인요양시설의 입소 대기자 수는 40만 명에 이른다. 6년 전쯤에 "어린이집 떨어졌다. 일본 죽어라!"라고 하는 엄마의 블로그가 화제가 되어 대기 아동 문제가 주목받게 된 일이 있었다. 그 후 어린이집 대기는 줄어들게 되었지만, '공공노인요양시설 대기 노인' 문제는 여전히 받아들여지지 않고 있다. 사실 고령자들도 "공공요양 떨어졌다. 일본 죽어라"라고 외쳐도 된다.

'실버 민주주의(저출산 고령화로 인해 고령 유권자의 정치적 영향력이 커지면서 고령자층을 배려한 정책을 우선시하는 현상—옮긴이)'라는 말도 완전 거짓말이다. 1970년대에 교통사고 사상자 수가 급증하는 이른바 교통전쟁이 발생하면서부터 도시 곳곳에 육교가 만들어졌다. 그런데 고령자 중에는 육교 계단을 오를 수가 없어서 도로를 건너지 못하는 사람들이 많다. 애써 보행기를 구입하여 외출했건만 육교가 가로막고 있는 것이다. 어딜 봐서 이것이 '실버 민주주의'인가.

이와 같은 황당한 사례는 헤아릴 수 없이 많다. 80대라면 목소리를 더 높여도 된다고 생각한다.

노인에게 관용이 없는 나라
─ 고령자가 자유로워야 활기가 돌아온다

언제부터인지 일본은 노인에게 관용이 없는 나라가 되었다. 예전에는 어르신들이 하는 일을 비교적 너그럽게 봐주는 분위기가 있었는데, 지금은 어느 한 사람이 사고를 일으키면 바로 '연대책임' 같은 압력이 뒤따라온다. 언론 탓도 있겠지만, 사회 전체가 위축되어 있는 듯하다.

일본은 고령자 대국이 되었다. 65세 이상의 고령자가 3,640만 명에 달해, 전체 인구의 약 30퍼센트를 차지하고 있다. 이들 고령자가 건강하게 생활하느냐 못 하느냐에 따라 나라의 상황이 달라진다. 그런데도 문화나 경제는 젊은 사람들에게만 초점이 맞추어져 있다. 사실 경제적으로 여유롭고 소비가 자유로운 고령자가 사회생활, 경제생활의 주된 타깃이 되어야 한다. 고령자의 마음을 움직이는 물건, 일, 서비스를 충실히 갖추어야 한다. 인구의 30퍼센트를 차지하는 고령자가 원하는 대로 살아갈 수 있다면 일본은 분명 활기를 되찾게 될 것이다. 전 세계가 고령사회로 나아가는 가운데 일본이 바람직한 본보기를 보여줄 기회이다.

나이가 든다는 말은 개인차가 커진다는 뜻이기도 하다. 젊어서는 삼류대학에 떨어지는 사람이든 일류대학에 합격하는 사람이든 지능지수 면에서는 대부분 80~120 사이에 해당한다. 50미터 달리기도 고등학생은 빠르면 5초대 후반, 늦어도 10초대 후반이면 뛴다. 즉, 큰 차이를 보이지 않는 것이다. 그런데 고령이 되면 상황이 달라진다. 치매가 심해서 사람의 말을 전혀 알아듣지 못하는 사람이 있는가 하면, 현역으로 활동하는 학자도 있다. 전혀 걷지 못하는 사람이 있는가 하면, 젊은 사람처럼 달리는 사람도 있다. 즉, 나이가 들면 들수록 개인차가 커진다는 말이다. 그러므로 어르신 개개인의 특성을 더 많이 고려해야 한다. '고령자'라고 하나로 묶어버리지 말고, 한 사람 한 사람이 개성을 발휘할 수 있도록 제각기 존중받아 마땅하다. '할아버지', '할머니'라는 이름 없는 존재로 남을 것이 아니라 서로 'ㅇㅇ 님'이라고 상대방의 이름을 부르는 대등한 사회가 될 수 있기를 바란다.

With로 살기
─ 쓸모 있는 것은 무엇이든 활용한다

앞으로 AI(인공지능)는 점점 더 발전할 것이다. 이런 말을 하면 "기계는 어렵다"라며 반사적으로 거부반응을 일으키는 사람도 있는데, 너무 안타까운 일이다. AI는 컴퓨터나 스마트폰 같은 IT와 달리 사람들이 사용법을 익히지 않더라도 알아서 알려주기 때문이다. 세상에는 생활의 편의를 제공하는 다양한 보조 도구들이 있다. 이런 '문명의 이기'를 활용하는 것도 인생을 누리는 방법이다.

눈이 나쁘면 안경을 쓰고, 귀가 들리지 않으면 보청기를 사용하며, 배뇨 기능이 떨어지면 기저귀를 찬다. 이것이 일상을 한층 더 쾌적하고 편안하게 보내는 삶의 지혜이다. AI도 덮어놓고 무조건 거부하지 말고 자신의 편의를 위해 적극적으로 받아들여야 한다. 열쇠를 둔 장소를 까먹으면 AI가 가르쳐주게 될 날도 멀지 않았다.

나이가 들수록 혼자서는 할 수 없는 일들이 많아진다. 이를 채우는 방법이 'With'라는 발상이다. 무언가에 의지하고 누군가의 도움을 받으며 살아간다는 뜻이다. 다시 말해, 받아들이며 사는 삶이다. 필자는 기억력이 떨어지는 것이 싫어서 휴대전화의 '연락처 기능'을 쓰지 않던 시절이 있었다. 지인의 전화번호는 수첩에 적어서 암기하고, 번호가 생각나지 않으면 메모를 보는 식이었다. 그런데 어느 순간 귀찮아져서 그만두었다. 그리고 이를 통해 거스르기보다 받아들이는 삶이 의외로 편하다는 사실을 깨닫게 되었다. 'With'라는 발상도 가능하다는 생각이 들었다.

알츠하이머가 있다면 이를 받아들이면서 지금 할 수 있는 일들을 한다. 고혈압이 있다면 약으로 혈압을 낮춰서 생활의 질을 떨어뜨리기보다는, 그것을 받아들여서 비록 혈압은 높더라도 맑은 정신을 유지할 수 있도록 한다. 심근경색 후유증이나 심부전 경향이 있다면 이를 받아들여서 제한된 운동 능력 안에서 어떻게 살아갈 것인지를 고민한다. 뇌 기능이 노쇠하여 쉽게 화가 난다면 이를 받아들여서 언성을 높이지 않도록 브레이크 성능을 높이고 감정이 욱하면 심호흡을 한다.

80세의 벽을 넘어서기 위해서는 이처럼 현재 상태를 받아들이면서 대책을 마련해야 한다. 'With로 살기'는 인생을 누리는 비책이다.

인생이란 무엇일까? 행복이란 무엇일까?

인생에는 다양한 의미의 오르막과 내리막이 있지만, 오르막에서도, 내리막에서도 행복은 생각하기 나름이다. 인생의 마지막 단계에서는 다른 사람의 돌봄을 받게 되거나 자녀의 원조를 받는 일이 늘어난다. 이를 '꼴불견'이라고 생각하면 불행이지만, '감사'라고 생각하면 행복이다.

갓난아기는 아무것도 할 줄 모르지만 사랑받는다. 뽀얗고 토실토실한 얼굴이 무작정 귀엽기도 하지만, 상대방에게 몸을 맡기고 모든 것을 온전히 받아들이는 모습도 사랑스럽다. 사람은 돌봄 속에서 성장하고 마지막에는 돌봄 속에서 죽어간다. 이는 당연한 이치이다. 아기처럼은 아니더라도 마지막에는 "고맙다"라며 순순히 받아들이는 자세가 바로 행복으로 이어지는 길일는지도 모른다.

행복에 이르는 또 다른 힌트도 있다. 바로 아이들의 즐거워하는 모습이다. 아이들은 사소한 일에서도 즐거움을 느끼고 항상 웃음을 잃지 않는다. 무엇보다도 무슨 일이든 즐기는 능력이 있다. '행복이란 무엇인가'에 대한 답은 사람마다 다르겠지만, 필자가 생각하는 최고의 행복은 다름 아닌 즐기는 능력이다.

　즐길 수 있어야 '100세 인생'이다. 80세의 벽을 넘어서 앞으로 20년, 하루하루 새로운 도전을 즐기자.

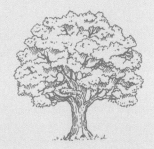

80세의 벽

1판 1쇄 발행 | 2022년 12월 28일
1판 7쇄 발행 | 2024년 3월 12일

지은이 와다 히데키
옮긴이 김동연
펴낸이 김기옥

경제경영팀장 모민원
기획 편집 변호이, 박지선
커뮤니케이션 플래너 박진모
지원 고광현, 임민진
제작 김형식

디자인 푸른나무디자인(주)
표지 디자인 블루노머스
인쇄 · 제본 민언프린텍

펴낸곳 한스미디어(한즈미디어(주))
주소 121-839 서울시 마포구 양화로 11길 13(서교동, 강원빌딩 5층)
전화 02-707-0337 | 팩스 02-707-0198 | 홈페이지 www.hansmedia.com
출판신고번호 제 313-2003-227호 | 신고일자 2003년 6월 25일

ISBN 979-11-6007-867-1　(03510)